父母一定要
知道的护牙那些事

程浩 著

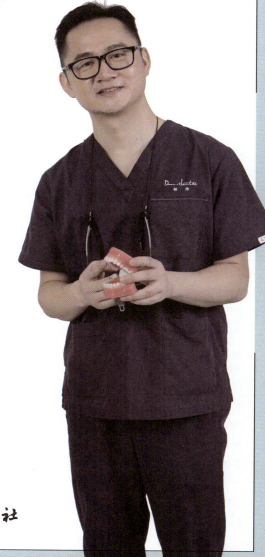

中国纺织出版社

图书在版编目（CIP）数据

父母一定要知道的护牙那些事／程浩著．--北京：
中国纺织出版社，2019.7（2019.10 重印）

ISBN 978 – 7 – 5180 – 6207 – 2

Ⅰ．①父…　Ⅱ．①程…　Ⅲ．①儿童—牙—保健　Ⅳ.
①R788

中国版本图书馆 CIP 数据核字（2019）第 089570 号

责任编辑：邢雅鑫　　　责任校对：江思飞
责任设计：李建国　　　责任印制：王艳丽

中国纺织出版社出版发行

地址：北京市朝阳区百子湾东里 A407 号楼　邮政编码：100124

销售电话：010 – 67004422　传真：010 – 87155801

http：//www. c – textilep. com

E – mail：faxing@ c – textilep. com

中国纺织出版社天猫旗舰店

官方微博 http：//weibo. com/2119887771

北京玺诚印务有限公司印刷　各地新华书店经销

2019 年 7 月第 1 版　2019 年 10 月第 2 次印刷

开本：880×1230　1/32　印张：7.625

字数：140 千字　定价：58.00 元

■ 推荐序

　　程浩先生曾在我所在的口腔医院学习，不过我与程医师熟悉还是近两年的事。作为民营诊所的负责人，程医师带领的达美口腔积极参与了武汉大学口腔医院医联体及远程医疗协同平台，我们便因此经常线上线下见面了。

　　程医师在临床一线工作多年，深刻体会到口腔医疗及科普知识对病人、对医患交流的重要性，因此，他在书中以病人就诊时心中困惑的常见问题为线索，以病案或故事为载体，以亲切、通俗的语言讲述了口腔诊疗和保健的正确方法与知识。

　　我相信阅读此书将为广大病友关注口腔健康，掌握正确保健方法带来一定帮助。关注健康，照顾好自己、家人和朋友一直是我最推崇的生活态度。

武汉大学口腔医院院长　边专

2018 年 7 月 4 日

■ 推荐序

70 后都有一个"通病"，特别为自己的童年骄傲。

那时有兄弟姐妹，有快乐的玩伴，有自制的玩具，有美妙无比的小人书，有夏夜的萤火虫，有鲜嫩多汁的西红柿……

那时没有雾霾，没有繁重的课业，没有物质的攀比，没有对危险的恐惧……

只要不说牙，哪儿哪儿都好，浑身是优点。

可是，四环素牙是这一代人的普遍阴影。四环素是一种由四环素类催化脱卤生物合成的抗生素，毒性较低，使用广泛，但是其中的四环素特别容易沉积于牙齿周围，让白牙变黄，引起牙釉质发育不全。四环素牙除了让你的牙齿不那么好用以外，最大的危害是让人失去了自信，甚至都不好意思开怀大笑。

随着时间的推移，零食开始慢慢丰富起来，各种漂亮的糖果、巧克力让人毫无抵抗力。于是，各种病菌因人们护牙意识的贫瘠乘虚而入。那个时候，我们不知道龋齿是细菌性疾病，只是觉得把虫牙里面的虫子抓走就好了。我们不知道牙齿排列出了问题是可以通过医生矫正的，甚至也不知道正确的刷牙方式。其实这些知识，大多父母们也并不知道，他们忙于工作，只关心孩子的体重、身高，却很少把孩子的牙齿健康当回事。

很多同龄人小时候都有过被牙齿疼哭的经历。他们害怕牙医，恐惧那个令人又酸又疼的钻头。在所有成长的烦恼中，牙病是不可忽视的。牙病会让人疼痛难忍，吃东西不舒服，牙齿不好看、不美观，别说影响健康，甚至还会影响找工作、找对象和社交。影视剧中常把龅牙固化成反派角色；年轻男女相亲约会，牙齿健康美观自然外貌上先胜一筹；我们挑选主持人，除了看专业能力、相貌气质以外，也看牙，因为它会直接影响人的面容。

饱受牙病困扰的 70 后，借助牙科医学的发展，有人通过矫形把原本不整齐的牙齿排列规整，有人通过"装修洗白"，让发黄的四环素牙焕然一新，很多人开始露出自信的笑容。当 70 后为人父母，他们痛定思痛，给自己的孩子买了最好的牙膏，叮嘱他们早晚刷牙。

然而，科学而全面的护牙知识，绝不是牙膏广告能给你的。

程浩医生既是我的好朋友，也是我非常信任的一位牙医，多年来他一直专业细心地呵护我底子并不好的牙齿。其实，程医生的优势在儿童护牙方面更为明显，他将多年深耕这一领域的积累，写成了一本给父母的教科书，告诉父母，如何从孩子的一颗乳牙开始去正确爱护。书中详细讲述了儿童牙齿保健、干预、治疗的方法，这其中有很多父母不知道的知识，也有很多父母知道但还远远不够的知识，还有父母被传统错误观点引入的误区，比如什么时候是牙齿固定矫正的黄金期？如何克服小朋友看牙的恐惧？孩子不长个子跟牙齿有关系吗？牙齿的外伤如何处理？等等。

呵护牙齿是爱的艺术，是这本书给我们的新的价值观。如果时光能倒流，我真希望我的父母能拥有一本这样的书，那样我可以少许多遗憾。

最大的遗憾是当你意识到问题的时候，却不知道如何正确地去行动。所以，我很愿意将这本书推荐给年轻的父母，使他们从阅读中掌握这门爱的艺术。

湖北广播电视台首席主持人

《经视直播》主播　江涛

2018 年 6 月 4 日

自　序

为什么要写这本书？

这是一本写给家里有 0～16 岁孩子的口腔科普书，家长和孩子都可以一同阅读，内容通俗易懂。全书以牙齿矫正为主题，解答了家长们在孩子的牙齿健康和美观问题上的困惑，为大家在各个年龄段如何保护好牙齿提供建议，并解释为何要在 11～16 岁的黄金年龄开始做牙齿矫正。

2017 年 9 月，原国家卫生和计划生育委员会发布了《第四次全国口腔健康流行病学调查报告》，结果表明，我国儿童患龋率呈明显上升趋势：3～5 岁乳牙患龋率为 62.5%（每 10 名儿童中，至少有 6 名有蛀牙），乳牙龋均为 3.35（每名儿童口腔内至少 3 颗蛀牙），近几年牙齿错颌畸形在 3～6 岁乳牙期的发生率为 51.84%，平均 10 名儿童中至少有 5 名存在牙齿不齐等问题；在 6～11 岁替牙期（乳牙和恒牙同时在口腔内）的发生率为 71.21%，在 11～16 岁恒牙初期的发生率为 72.92%，主要原因可能与儿童进食精细有关。

报告同时指出，虽然有 97.3% 的家长认可"口腔健康对自己的生活很重要"，但是只有 59.9% 的儿童每天刷牙，20.1% 的儿童每天刷牙 2 次及以上。儿童口腔治疗率较低，城乡差别大，有就医经历的只占 19.4%。儿童的很多牙齿问题未及时处理而导致牙齿过早缺失。父母是孩子的监护人，在孩子的牙齿健康问题上扮演着非常重要的角色，可以说孩子的一口好牙，99% 是靠父母。

大人怕看牙源于小时候看牙的经历，而让孩子不怕看牙就要带孩子从小见牙医，家长们也要非常清楚并做好榜样，就像家长关注教育一样，我希望父母能全程介入孩子 0～16 岁的成长，让孩子了解牙齿知识，并在遇见任何牙齿问题时都知道如何处理或求助。全方位护理没有盲区，不留遗憾。我在书中分享了十多个工作中亲身经历的故事，告诉大家很多蛀牙不必治疗，很多牙齿不必拔除。在孩子的一生中，牙齿是不可替代的，他们并不知道护理牙齿的重要性，这需要父母平日坚持一点一滴的照顾，一心一意的教诲，才能给孩子一口好牙。

作为一名口腔医师，执业十四年，我接触到的成年人大多都是牙齿有问题了才跑来看诊，忽略了口腔里其他牙齿的健康问题和日常的维护。对于初次看牙的顾客往往要花费很多时间去影响或纠正其多年形成的一些不正确的习惯，例如刷牙方法的不正确、没有用牙线、没有定期洁牙等。绝大部分我看过的初诊顾客治疗的第一步就是洁牙，说明大家爱牙护齿的意识和方法极度匮乏，而且牙医只有一双手，只能帮助少数有缘人，而分享可以帮助更多人，所以我想借此书，运用我的口腔专业知识，分享工作中处理的各种口腔问题，指导大家如何进行日常护理，遇到牙齿问题如何求助，以及如何通过牙医的治疗，让大家有一口好的牙齿。

这很像我们和家人相处，大家在相处的时候彼此是紧密靠在一起的，如果我们失去依靠，无论在心理还是身体健康上都会受到影响，所以牙齿对我们的影响是非常深远的，能够在 80 岁还有一口好牙一定是源于日常的护理和良好的生活习惯。

程浩

2018 年 6 月 26 日

目录

四、3～6 岁口腔保健知识

五、6~10岁口腔保健知识

六、你一定要知道的牙齿矫正知识

七、牙齿矫正前应知道的知识

九、矫正后要知道的知识

认识我们的牙齿，培养孩子从小建立爱牙护齿的理念，学习并使用正确的刷牙护牙方法，选择一位好医生为牙齿保驾护航。

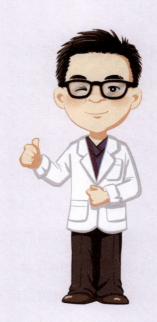

一、你一定要知道的爱牙护齿理念

牙齿问题预防大于治疗。 让孩子定期见牙医， 了解爱牙护齿的知识， 除了可以避免蛀牙， 还可以让孩子不害怕看牙。 牙齿矫正不必等到 11 岁换完牙以后， 应该从问题产生时就开始， 这样少花钱也可以拥有健康的牙齿。

1. 看牙是爱的艺术

在我 7 岁那年，舌尖长了一个小囊肿，父母急忙带我到家附近的人民医院就诊，医生检查后流露出不安的神情，告诉父母问题严重，必须马上办理住院接受手术，否则后患无穷。父母听完后手足无措，情急之下打听到武汉大学口腔医院可以看这种疾病，抱着试一试的心态，带我到了口腔医院。我躺在牙椅上看着天花板发呆，内心充满恐慌，外表却假装轻松，除了自己，谁也看不出我的紧张。接待我的医生是一位阿姨，检查完后她淡定地告诉我只需要做个简单的小手术，当天就可以回家……

我现在依然清晰地记得当时打麻药时舌尖那种木木的感觉，医生怕我紧张不停地给我鼓励，手术全程没有疼痛感。那一次的看诊经历让我觉得看口腔科没有那么令人恐惧，虽然不记得医生的姓名，也忘记那位阿姨长什么样子，只记得戴上口罩后那双清澈的眼睛，传递出的温暖让我至今无法忘怀。

一位好的医生一定可以通过技术和服务使病人信服，医者父母心，医生的一个决定可以影响到一个人甚至整个家庭的命运，做正确的诊断、制订负责任的治疗计划、进行耐心的治疗、提供温馨的服务是医生的天职，永远做一个勇敢、有爱心和有担当的人，这也是我选择当牙医和写这本书的原因。

当我成为一名牙医后，对于每位初次来诊所看牙的孩子，我总是热情地和他们打招呼聊天，不会立即开始牙齿治疗，这样可以缓解他们刚开始的陌生感和紧张情绪，即使他们的回应很冷淡。因为我知道他们大多很紧张，大多也不是自己想来，有些是被父母强迫要求看牙，更有一些在来诊所之前因为有过不愉快的看牙经历而恐惧或不安。牙医要给顾客传递专业和亲切，并要用心了解孩子们的世界，知道他们在想什么，看什么书和杂志，有什么兴趣爱好，喜欢什么样的礼物……举手投足间让孩子们感受到温暖，用最快的时间和他们做朋友，使他们对牙医产生信任；要考虑到家长和孩子描述的每一个细节，结合详细的口腔检查制订严谨的全口治疗方案，并提出至少两个可行的治疗计划，充分地和家长沟通，一起找出最适合孩子的方案。因为我知道，这些孩子对于我，只是我顾客中的一位；但对于父母，却是他们永远的宝贝。曾经有人说"看牙是爱的艺术"，我认为很贴切。

医生这个职业注定了我每天会和不同顾客打交道。从2012年诊所开业，我每天基本满诊，他们大多是通过找我看牙的顾客介绍，更有从外市或外省专程找我的顾客。我每天很早上班，中午很少休息，很少准时下班，在家也要整理各种治疗的病例，有时会放弃休息时间为临时来的顾客看诊，跟着我的助手和护士也都很辛苦。其实每天都是重复的工作，说重复的话，做重复的病情解释，做重复的治疗。美国医生特鲁多曾讲过："有时去治愈，常常去帮助，总是去安慰。"这句话对于我来说再贴切不过，每天重复的工作有时确实很累，但一直让我充满能量的就是我对牙医职业的热爱，缺乏这个信念、信心和兴趣，我也很难坚持。

大人怕看牙大多是源于小时候看牙的经历，那时的技术和方法相对落后，关注的是治疗结果，很少注重看牙的体验和术后的跟踪、回访，人们看到、听到和感受到的是负面反馈，于是很多人不到万不得已不会主动看牙，可是很多牙齿或口腔问题没有任何症状显现，必须定期主动到诊所做口腔检查。父母想让孩子牙齿健康，不怕看牙，就要给孩子从小找一家注重技术和体验的诊所，为孩子牙齿做一个全面评估，由医生给出专业建议，定期口腔检查或预防治疗。现在很多诊所都很关注人们的身心健康，在环境、技术、医患沟通和人文感受上都有质的提升。

当然，很多国人对治牙充满恐惧也是不愿看牙的原因。其实，只要医生用专业和轻柔的手法、先进的技术、精良的材料，辅以无微不至的关怀和动听的音乐，治疗可以完全没有痛苦，轻松自在，甚至很容易酣然入睡。更多的口腔医师在治疗牙齿疾病的同时，希望能治愈人们对牙科的恐惧，让越来越多的人敢于走进牙科，能够定期检查，及时治疗，保护好自己的牙齿。

2. 牙齿的功能是什么

小小的牙齿有大大的功能，牙齿是消化系统的第一道关卡，对全身的发育和健康有着非常重要的影响，我们先来了解牙齿的构造。

（1）牙齿的分类

人的一生有乳牙（见图1-1）和恒牙（见图1-2）两副牙齿，乳牙分为乳切牙、乳尖牙和乳磨牙；恒牙分为切牙（又称前牙）、尖牙、前磨牙和磨牙（又称后牙），其中切牙包括中切牙和侧切牙，前磨牙包括第一前磨牙和第二前磨牙，磨牙包括第一磨牙和第二磨牙，有些人还会有第三磨牙（俗称"智齿"）。

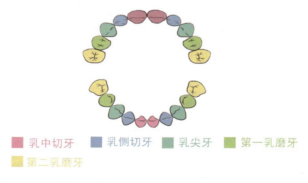

■ 乳中切牙　■ 乳侧切牙　■ 乳尖牙　■ 第一乳磨牙
■ 第二乳磨牙

图1-1　乳牙结构图

（2）牙齿的结构

以第一恒磨牙为例（见图1-3），牙齿呈淡黄色，由牙釉质、

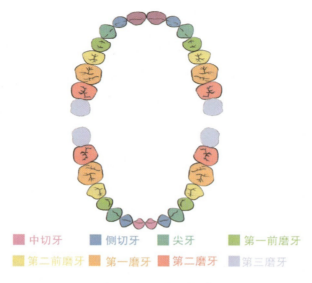

■ 中切牙　　■ 侧切牙　　■ 尖牙　　■ 第一前磨牙

■ 第二前磨牙　■ 第一磨牙　■ 第二磨牙　■ 第三磨牙

图 1-2　恒牙结构图

牙本质、牙骨质和牙髓四部分构成。牙釉质是人体口腔最坚硬的组织，覆盖在牙冠表面，行使重要的咀嚼功能，牙釉质被破坏容易导致牙齿酸软和出现蛀牙；牙本质是构成牙齿的主要成分，质地比牙釉质偏软，呈淡黄色，在电子显微镜下观察有众多的牙本质小管，受到冷热刺激时通过小管传导能使牙齿感受到酸痛，大多有症状的

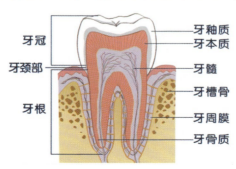

图 1-3　第一恒磨牙结构图

蛀牙就是由于伤害到了牙本质；牙骨质是包绕在牙根表面的薄层硬组织，和牙槽骨之间主要是通过一种牙周纤维与牙槽骨紧密相连；牙髓主要包含神经、血管等组织，使牙齿能感受到冷热酸痛，各种原因引起的牙痛大多都是损伤到牙神经后才出现的，牙髓主要功能是为牙齿提供营养。

从外部形态结构来看，牙齿分为牙冠、牙根和牙颈部。

牙冠：牙齿显露在口腔的部分，日常的咀嚼都靠它，由坚硬的牙釉质构成，刷牙也是刷这部分。

牙根：埋在牙槽骨里，就像大树的树根，由牙骨质覆盖，支撑整颗牙齿，有很大的咀嚼力，可以帮助牙冠消化。

牙颈部：牙冠和牙根的交界处。

（3）牙齿的功能

了解了牙齿的构造后，牙齿到底有哪些功能呢？

第一，咀嚼。前牙可以切割和撕裂食物。例如啃苹果，就需要前门牙上下相对才能把苹果咬下来。而前面的尖牙（俗称"虎牙"）则可以帮助我们撕碎肉类等粗纤维的食物。后牙可以咀嚼食物，古人说的"细嚼慢咽"就是要靠后牙通过长时间的咀嚼才能把食物嚼碎，牙齿如果有缺失，很多食物只能囫囵吞下，给胃肠等消化系统造成很大负担；同时咀嚼可以刺激生长发育，通过牙齿不断地叩齿或者咀嚼，会刺激颜面肌肉和神经的协调，对孩子的生长发育过程尤为重要。细心的家长会发现有些小朋友一边脸大，一边脸小，有一部分的原因就是因为孩子的咀嚼发生了一些问题，例如偏侧咀嚼。

我们都知道用进废退，当经常用一侧吃东西的时候，这一侧的肌肉就会发达，另一侧就会慢慢萎缩，所以两侧都要咀嚼。

第二，发音。孩子乳牙的萌出也正是发音的开始，这个时候可以进行相对清晰的表达，等到3岁孩子牙齿全部长出的时候，已经可以说出一些非常流利和顺畅的语言，前面牙齿缺失会导致发音困难。

第三，美观。我们有自信的微笑，很大原因是因为有一口非常洁白整齐的牙齿，另外，牙齿还决定了面部的协调，可以让人看起来非常的舒适。如果没有牙齿，或者上面牙齿有缺失，嘴唇会凹进去，整个人会显得没有精神，面部的高度会降低，看起来下巴很短，没牙的老人家之所以显得苍老的原因就是因为没有支撑面形的牙齿。

（4）牙齿的萌出

乳牙从半岁左右开始生长，大约在3岁时全部萌出；恒牙从6岁左右开始生长，约12岁时完全萌出（见图1-4）。

牙齿萌出有一定规律，一般是两侧功能相同的牙齿同时萌出，下颌牙齿早于上颌牙齿萌出，女孩身体发育稍早于男孩，因此牙齿萌出稍早于男孩。

经常有孩子家长忧心忡忡地问我孩子乳牙早就脱落，为何恒牙还没有萌出。我要告诉大家，牙齿萌出时间有很大差异，我的小顾客有过了1岁才开始长第一颗乳牙的，有快8岁才开始长第一颗恒牙的，也有不到9岁恒牙就全部萌出的，产生这些差异的原因有遗

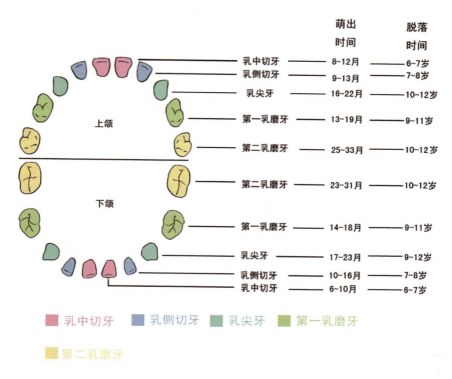

图 1-4 乳牙萌出脱落顺序图

传因素的影响，如种族，也有环境等其他因素的影响，如气温、营养、疾病等。其中环境因素的影响最为常见，营养良好、身材高和体重较重的孩子比营养差、身材矮小和体重轻的孩子牙齿萌出早；生长在寒冷地区的孩子比温热地区的孩子牙齿萌出迟缓。

（5）乳牙的牙根吸收

牙根的吸收有生理性和病理性两种，正常乳牙牙根在替换期的吸收属于生理性吸收，乳牙牙根从 4 岁就开始吸收，所以在孩子 6 岁左右，当父母或孩子看到乳牙松动时就是乳牙牙根吸收的过程，乳牙牙根也是人体中唯一能生理性吸收和消失的硬组织。

乳牙牙根吸收主要受两个因素的影响。一个是恒牙牙胚的萌出压力。乳牙牙根的下方是恒牙的牙胚，随着孩子的生长发育，恒牙牙胚开始逐渐生长，这会刺激乳牙的牙根开始吸收，直到松动脱落后恒牙的最终萌出。需要指出的是有些孩子虽然恒牙先天缺失，但乳牙牙根也会吸收，只是吸收缓慢，脱落较晚，这说明乳牙牙根的吸收并非完全取决于恒牙牙胚的压力，但这种压力对乳牙牙根的吸收有促进作用。

另一个原因是咬合力会加速乳牙牙根的吸收。咬合力与牙根吸收有密切的关系，在牙根稳定期，适当的咬合力会促进牙齿周围组织对牙根的保护，而在乳牙和恒牙的交替期，随着颌骨和肌肉的不断发育，孩子的咬合力不断增大，超出了乳牙牙根的承受能力，乳牙牙根的生理性吸收就会加快。孩子到了6岁左右，恒牙开始萌出，有时在乳牙前区有"双排牙"现象（见图1-5），这是因为乳牙没有通过咀嚼食物得到足够的刺激，恒牙向前运动不充分，乳牙仍然滞留在原位，导致恒牙在其舌侧萌出。这种情况需要及时拔除乳牙，恒牙才有可能在正常位置萌出，否则只能进行牙齿矫正。

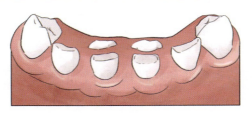

图1-5　乳牙滞留导致双排牙

程医生的叮咛：

经常有妈妈带小朋友来诊所要求拔乳牙，检查后发现恒牙已经萌出，乳牙还没有脱落，乳牙虽然因为松动极易拔除，可是因为占据了恒牙应该生长的位置，导致恒牙从旁边长出使得牙齿排列不齐，如果后期没有自行回到原位就需要进行牙齿矫正。印象中我们这一代人很少有人去诊所拔乳牙，都是自己替换掉，这主要是因为吃五谷杂粮使牙齿得到了锻炼。因此孩子乳牙全部萌出后，就需要多吃玉米、苹果和蔬菜，让乳牙充分咀嚼后刺激牙根自行替换。

（6）牙齿发育的三个阶段

牙齿的整个发育可以分为三个牙列阶段，即乳牙列阶段、混合牙列阶段和恒牙列阶段。

第一，半岁到 6 岁是乳牙列阶段。从乳牙开始萌出到恒牙萌出之前，都称为乳牙列阶段。乳牙是幼儿的咀嚼器官，起到切割、研磨和嚼碎食物的功能，咀嚼的功能刺激可以促进颌骨和牙弓的发育，并且反射性地刺激唾液分泌增加，唾液有消毒杀菌作用，同时有助于孩子食物的消化和吸收。乳牙对恒牙萌出位置有一定的引导作用，保持乳牙的完整性，对于保证孩子机体的生长发育、预防恒牙的错颌畸形乃至孩子学习发音和维持面部美观都有重要的意义。因此建议家长和孩子定期来复诊，同时加强口腔卫生宣教，使他们了解保护乳牙的重要性，早发现早治疗乳牙的蛀牙，避免蛀牙继续发展成为牙神经发炎，防止乳牙过早缺失，人为造成恒牙不齐。

第二，6~11岁是混合牙列阶段。乳牙6岁开始脱落，恒牙依次萌出，一直到全部乳牙被替换完毕前，这一阶段口腔内既有乳牙，也有恒牙，是孩子颌骨和牙弓的主要生长发育期，即我们常说的"丑小鸭"阶段，也是恒牙建立咬合的关键时期。预防错颌畸形早期矫正、建立正常的咬合关系是这一时期的重要任务之一。同时由于新萌出的恒牙矿化程度低，耐酸性差，牙齿表面结构复杂，食物不容易清洁等原因，恒牙蛀牙高发，特别是六龄牙，也就是第一恒磨牙更容易蛀牙，需要早期进行防治。

第三，11~16岁是年轻恒牙列阶段。此阶段全部乳牙已被恒牙替换完毕，除了第三磨牙（智齿）之外，全部恒牙都已经萌出。由于牙齿结构的特点，年轻的恒牙蛀牙率较高，蛀牙也比较严重，另外，这个年龄阶段的孩子开始进入青春期，容易出现牙龈炎，刷牙易出血，因此年轻恒牙列阶段应该注重龋齿、牙周疾病的预防和治疗。

3. 好牙齿的标准是什么

世界卫生组织（WHO）于2001年正式提出80岁的老人至少应有20颗功能牙，即"8020计划"，目的在于通过延长牙齿的寿命来保证健康和提高生命质量。2007年又制定了牙齿健康的标准为没有口腔颌面部的慢性疼痛，没有口腔癌，没有口腔溃疡，没有颌面部先天性的畸形，无龋齿，无牙周病，无牙齿缺失，没有任何影响健康的疾病以及功能紊乱。然而2017年第三次全国口腔健康流行病学调查显示，现阶段我国达到牙齿健康标准的人口不足1%。

据最近的第四次全国口腔健康流行病学抽样调查显示，我国中老年人患龋率高。35 ~ 44 岁中年人和 65 ~ 74 岁老年人分别高达 89.0%、98.0%，治疗率不到 10%，治疗的不及时会导致牙齿最终完全破坏缺失。同时，中老年人的牙齿缺失率较高，35 ~ 44 岁年龄段人群的平均留牙数为 29.6 颗，义齿修复率仅有 22%（对于牙齿缺失，每 100 位中年人只有平均 22 位做了牙齿修复），65 ~ 74 岁年龄段人群的平均留牙数为 20 ~ 32 颗，义齿修复率仅 52.3%，其中有很多牙齿有不同程度的蛀牙和牙周炎，真正可以行使功能的牙齿占比更是稀少。可见我们牙齿缺失率和国际标准还有很大差距。这是因为大家普遍缺乏爱牙护齿的意识和方法，没有有效预防，同时受自己和身边人的影响，很多人逃避看牙。

牙齿的咬合就像齿轮一样互相交错又紧密连接，这样的咬合更高效有力，很多人会认为牙齿那么多，少一两颗无所谓，这个观念是错误的。牙齿咀嚼时的咬合运动不是简单的上下运动，而是带有各个方向的咀嚼力，再加上牙齿紧密连接是因为牙根在牙槽骨里的根基很牢，可以相互支持和依靠，在如此复杂的咬合运动下，如果有一颗牙齿松动或脱落，没有及时修复，其他牙齿就会随着年龄增长慢慢脱落。有人说病来如山倒，牙齿也是这个样子，所以只要有任何一颗牙齿（除了智齿）因为蛀牙损坏或是拔牙而缺失，记得一定要补上，比如用种植的方式来修复，为牙齿健康打下坚实的基础。

4. 为什么要有一口健康的牙齿

健康是一种生理、心理和社会学上的良好状态，而不仅仅是没有疾病和不虚弱。作为一位在经济上满足了基本需求，又对生活有一定质量要求的人，我们对自己牙齿的要求不应该只是无痛，这只是生理需求，更应该要求健康和美，这是心理需求，这是一种对待生活的态度，对美好生活的向往。

孩子拥有一口健康、排列整齐的牙齿，可以让身体健康，可以延长寿命，并且提高生活以及生命的质量。这是因为我们所需要的一切营养，绝大部分都是靠我们的口腔通过牙齿的咀嚼才能够消化吸收，古人说到的养生方法"细嚼慢咽"就是这个道理。

因此我们应该把目标定为：当我们的孩子到了 80 岁的时候，依然能够拥有 20 颗完好的牙齿。所以牙齿的健康、良好的咬合、美观的脸型，这三件事情非常重要。

目前，大部分人的牙齿都处于亚健康状态，尤其是人们普遍缺乏口腔保健意识，大多都是在牙齿有明显症状时才会寻求牙医的帮助，很多慢性疾病如浅龋（蛀牙早期）、牙龈炎、牙周炎、根尖周炎（牙根慢性炎症）等没有任何症状或机体抵抗力强可以耐受，只能通过定期检查由医生发现，因此我们不能仅仅因为"牙齿不痛"就认为牙齿没有问题。当前，口腔发病广泛、缺牙率高，预防和治疗率急需提高。

当 80 后逐渐成为社会的主流，他们经济独立，信息通畅，组建了家庭，孩子渐渐长大，对自己和家人的健康和美观关注度持续增加，会主动要求口腔检查和洁牙，并提出给孩子涂氟和窝沟封闭，孩子到了青春期也会主动找医生看是否需要牙齿矫正。对于各种原因引起的大范围蛀牙，成年人更能接受嵌体、贴面等更加微创和无创的修复方法和材料，而不是传统的金属充填材料或磨牙量偏大的烤瓷牙；同时为了满足对美观的心理高层次需求，成年人对隐形矫正、漂白、贴面需求的增长也极其迅猛。可以预见，不久的将来，口腔预防保健和牙齿矫正等兼顾生理和心理的治疗，将会成为牙齿治疗的主流。

我国现有的医疗资源条件下，牙医数量较少，好牙医更少。陈女士经老顾客介绍而来，告诉我她三年前因为牙疼找到家附近的一家诊所，医生建议治疗后用烤瓷牙修复起来，她欣然接受，并按医生要求定期复查，每天在家用心做好维护。有一天牙齿突然不适，拍片检查后发现牙齿根部有炎症，医生告知需要拆掉烤瓷牙治疗后再重做，沟通好后续材料和费用后她无奈接受，可是在拆烤瓷牙的过程中发生了牙齿折断，导致后续的治疗计划无法进行，必须拔掉这颗牙齿后等三个月再修复。陈女士看着镜子里那颗即将要拔掉的牙齿告诉医生要回家考虑，事实是她对这位医生已经缺乏信任，不愿意再找其治疗。可见，在我国口腔医生极度缺乏的背景下，遇见一位好的医生并非易事。

现在的口腔行业属于需求爆发期，补牙、种牙和烤瓷牙修复是牙科医生每天工作的主要内容，且工作量极大。根据国家统计局统计数据显示，瑞典是每100万人口中牙医数量较多的国家，达到近1100位（每100万人口中就有1100位牙医），约900人中就有1位牙医；美国每100万人口中有近900位牙医，约1110人中就有1位牙医；日本国家虽小，可每100万人口中有近800位牙医，约1250

人中就有 1 位牙医。2014 年我国口腔执业医师总数为 11.4 万人，按照比例，每 100 万人口中只有不到 100 位牙医，平均 1 万人中才有 1 位牙医，牙医数量极少（见图 1-6）。且观察其构成，医生有年轻化和初级化趋势，对牙科医生需求仍有较大增长空间。据国家卫生健康委员会统计（见图 1-7），近年来我国口腔医生数量稳步增长，体制内外都加大了口腔医生培养的步伐。

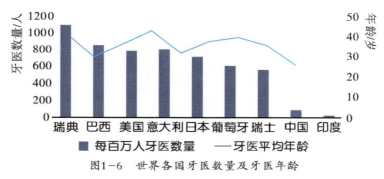

图1-6 世界各国牙医数量及牙医年龄

数据来源：2014 年国家统计局。

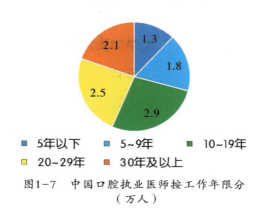

图1-7 中国口腔执业医师按工作年限分
（万人）

数据来源：2014 年国家统计局。

5. 少花钱也可以拥有健康的牙齿

我在工作之余和孩子及家长的沟通中，了解到很多人不愿看牙的原因，除了缺乏健康意识和怕痛外，费用也是阻碍看牙的一大障碍。牙齿问题发展到一定程度，医生会想尽各种办法保留原有的牙齿，各种牙齿保留的技术和材料等所需费用也会随着治疗难度的加大而增加。现在即使我们牙齿缺失了，可以通过种植牙不伤害到其他牙齿而恢复原有咬合功能，可是往往花费上万元；即使没有牙齿缺失，但牙齿伤到牙神经后需要做牙神经治疗和牙套修复（防止牙神经治疗后牙齿没有营养供应导致牙齿折断），这种花费需要数千元；即使没有伤害到牙神经，但牙齿已经有蛀牙要及时修补防止进一步的损坏，也需要数百元费用……

所以，牙齿问题越小，花费的时间和费用越少。我们可以在恒牙全部萌出后半年洁牙一次，及时去除牙菌斑和牙结石，避免蛀牙、牙龈炎和牙周炎；每天早晚认真刷牙，保持口腔清新，减少牙菌斑和细菌附着；饭后使用牙线，及时清洁牙刷刷不到的角落；定期主动找牙医检查牙齿，做到早诊断、早发现和早治疗。

6. 你知道一颗牙齿的价值有多少吗

恒牙在 12 岁左右会全部萌出，假如我们的功能牙齿可以使用到 80 岁，那么牙齿要伴随我们 68 年，也就是 24820 天；我们每天至少需要使用牙齿吃饭 3 次，平均每天咀嚼约 45 分钟，每分钟咀嚼约 90 次，也就是说我们后面的大牙一生会咀嚼上亿次，以保证食物充分研磨后被肠胃很好地消化吸收，减轻肠胃的负担，由此可见牙齿牢固程度对身体的重要性。

有一个简单的方法来衡量牙齿的具体价值：现在拔除 1 颗牙齿后首选种植修复（优点是可以不用磨除邻牙，独立负重），以北京为例，2018 年大多公立医院 1 颗牙齿的价格在 1.7 万元左右，正常功能牙有 28 颗（如果包括智齿就是 32 颗），也就是说一口牙齿大约价值 47 万元。除此之外，每年两次的洁牙，购买各种牙齿护理产品，以及因牙齿各种问题所做的治疗，需要的花费更是无法估量。

有人说牙齿没有了不是还可以种牙吗？的确随着技术的进步，种好的人工牙已经号称是人类的"第三副牙齿"，可是再好的种植牙，是没有感觉的，永远比不上自己的牙齿。

7. 咀嚼对孩子身体发育的影响有多大

牙齿健康与人体正常生长发育是全身健康的一面镜子。牙周炎、蛀牙、牙髓炎等慢性口腔疾病，不仅危害口腔健康，还可能成为病灶危害全身健康。经研究发现，牙齿不好的人通常胃消化功能也不好，这是因为食物不能在口腔内得到充分咀嚼，加重了胃部的负担，从而引起疾病。

咀嚼的目的是粉碎食物，使唾液中的酶能够充分发挥作用，然后通过吞咽将食物送到消化系统。对于正处在生长发育高峰期的儿童，可能由于一侧牙齿有蛀牙，为了避免疼痛，就用另一侧咀嚼；也可能是由于食物过软，咀嚼的肌肉不易发生疲劳和酸痛，不需要将食物送到对侧咀嚼，导致牙齿的咀嚼力较弱；还有一种情况就是牙齿缺损，不仅会牙痛，还有碍于食物咀嚼，有碍于营养消化吸收，同时还会使颌骨的生长发育受到影响。由于咀嚼可以刺激颌骨的生长，而牙齿不好，咀嚼力就会大大降低，所以刺激颌骨生长的作用也就极其微弱，这种情况下，儿童全身的生长发育也会受到影响。

（1）咀嚼与记忆力

很多人会认为牙齿和记忆力看起来是风马牛不相及的两件事情，然而诸多研究显示，健康的牙齿和良好的咀嚼功能有助于促进记忆力。最经典的一项研究是瑞典研究人员对1962名年龄在30～90岁的志愿者进行了长达15年的跟踪观察。结果发现，在排除了教育、年龄、疾病史等因素之后，牙齿健全者的记忆能力明显比拔过牙的人好得多。究其原因，研究者认为，牙齿有许多与大脑相连的神经，牙齿拔除后，这些神经与大脑之间的联系也就消失了，记忆力因此而衰退，由此推测缺牙也是老年人患失忆症的原因之一。

英国的一项研究显示，咀嚼口香糖的人记忆力比不咀嚼的人高出35%。日本咀嚼学会的研究也发现，受试者咀嚼两分钟食物之后，回答问题的正确率比平时增加了30%。为了进一步研究咀嚼与记忆之间的关系，日本科学家用老鼠做实验，发现老鼠在牙齿被拔掉之后，记忆力和学习能力显著下降。学者们对咀嚼提高记忆能力的现象有几种解释：一是咀嚼可以提高心跳频率，增加大脑供血量28%以上，从而提高大脑学习储存和回忆信息的能力；另一种解释认为咀嚼可以刺激脑部主管记忆力的部分，脑部的海马区细胞的功能会随着年龄的增大而衰退，而咀嚼动作可以增加这些细胞的活跃性，防止其老化。

（2）咀嚼与肥胖

随着我国社会经济的迅猛发展，中国正面临着严峻的青少年肥胖问题。

一位 50 岁的成年患者经朋友介绍来诊所看牙，检查发现口内没有任何牙齿，可是身体明显肥胖，询问以后才得知，由于没有牙齿，所以每天吃质软的食物，而且没有通过咀嚼便直接咽下，很多食物根本不知道是什么味道。是什么原因让身体肥胖了呢？主要是因为食物没有通过咀嚼便进入胃肠，加重了胃肠的消化负担而导致肥胖。在对肥胖进行研究的同时，研究者们发现了一个有趣的现象，即咀嚼可以预防肥胖，并提出了咀嚼减肥法。有研究发现，咀嚼能使人分泌更多的唾液，从而促使胃分泌胃酸，有利于消化吸收。另外人的大脑中有控制食欲的中枢，多用一些时间咀嚼食物，食物中枢能发出正确的指令，使人的饮食适量并有饱腹感，长此下去就可以起到减肥的效果。

（3）咀嚼与全身健康

人体是一个和谐的有机体，当有机体的平衡被打破时就会引发疾病。牙齿是口腔组成的一部分，而口腔又是身体这个有机整体的一部分，牙齿的疾病或缺失会影响到咬合功能，而咬合异常会影响到口腔其他器官，甚至全身健康。人的头颅是靠椎骨以及周围的肌肉组织支撑的，咬合异常在影响口腔周围肌肉以及颈部肌肉平衡的同时，也破坏了头颅的平衡，机体为了保证头颅的平衡，就会调整其他部位的肌肉，达到新的平衡，这就破坏了原有的整体平衡，使机体处于不平衡的状态之下，导致一些全身症状的出现，比如偏头痛、肩部肌肉酸痛、腰部肌肉疼痛、手足酸麻、夜磨牙、头晕耳鸣、易疲劳、注意力不集中、肠道功能紊乱等症状。在临床上有很多成功的病例，对于有上述伴随症状的患者，通过牙齿的修复、牙齿矫正等手段，在纠正咬合关系的同时，可以使伴随的全身症状得以改善。

8. 孩子应该从什么时候开始看牙

对于牙齿，家长一直有两个错误的观念：牙齿痛了再去看也不迟；乳牙总是要换的，缺了或者蛀了没有关系。乳牙至少要陪伴孩子6～10年的时间，过早缺失除了会影响恒牙的正常萌出，还会影响咀嚼、发音和面型，对身体发育有至关重要的影响。根据美国儿童牙科学会的建议，在孩子半岁开始长牙到1周岁的这段时间要去做第一次全面口腔检查，牙医要了解父母是否是患龋人群，孩子是母乳还是喝奶粉；对哺乳习惯、口腔卫生习惯、孩子牙齿外形是否异常等综合评估，同时还要教给家长健康科学的刷牙方法，必要时3～6岁的孩子可以涂氟等定期进行预防治疗；另外，在家里也要养成日常护理的好习惯。

9. 小朋友定期看牙是预防，并不一定是治疗

牙科治疗属于西医，起源于西方发达国家，我在到美国（见图1－8）、意大利、西班牙和日本的参观和访问中感受到牙医的工作多是预防，并不单纯是为了治牙。人人都有牙齿问题，只是没有发作，因为牙齿疾病大多是慢性病，因此预防大于治疗这个观念很

重要。例如最常见的龋齿（俗称"蛀牙"），发病过程相对较长，往往需要至少半年的漫长时间，且早期没有任何症状，但越早治疗效果越好。如果你能坚持每半年主动到诊所检查牙齿、发现问题时尽早治疗，治疗时根本不需要麻醉。很多人对牙痛的处理方法就是忍，觉得忍一忍就会好，痛了就吃消炎药，实在受不了就打消炎针，殊不知牙痛一旦是由于蛀牙形成的龋洞，则必须通过牙医的专业治疗才能彻底治愈。有些顾客强行忍了很久，最后实在忍不住去医院就诊后发现牙齿已经无法保留，必须拔除后期修复，费时费力，实在不划算。因此我建议大家一定要定期看牙，在彻底去除病变组织的同时，最大限度保存正常的牙体组织。

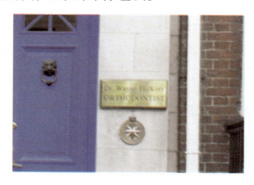

图1-8　2017年参观美国华盛顿正畸诊所。美国诊所大多是医生独立开业，门口招牌很小，没有广告牌，严格预约制，基本都是口碑介绍

一颗优良的种植牙需要上万元人民币，这意味着如果你随意做出决定拔除一颗牙齿的话，将损失至少上万元。随着技术的进步，这去一些教科书上要求拔除的牙齿，现在已经发展出很多保留的技

术。所以我建议大家不要轻易要求或接受拔牙，即使只剩一个牙根，大多数情况下完全可以通过完善的治疗被保留下来。

其实小朋友看牙要花更多的时间在预防上，关于预防的哪些事情是家长一定要知道的呢？包括涂氟、窝沟封闭、半年一次的口腔检查和卫生指导，恒牙替换完后半年一次洁牙、牙齿矫正，成年后定期观察智齿萌出情况，如果发现对健康有影响，再考虑拔除。

定期看牙和做好预防工作是对孩子一生最重要的投资，是对他们健康的投资。很多青少年因为牙齿的排列不齐或者咬合不好会造成说话的时候显得非常不自信，同学们会取笑他有一口"鲨鱼"般的牙齿，错过最佳时机也许只有手术可以彻底治疗，对以后的成长也有很大的影响，所以建议在孩子乳牙脱落后，大约在小学五年级或六年级时就可以开始牙齿矫正。

10. 如何克服看牙的恐惧

看看下图这位顾客的牙齿（见图1－9），这就是四环素牙，牙齿有缺失需要种牙，很多后面大牙因为大面积充填没有及时做烤瓷牙而面临崩裂的风险，补过的牙齿因为没有定期复查而继续缺损，另外仍有许多牙齿需要继续补牙。我基本上每天都可以遇到这样的牙齿问题，这位顾客在2014年曾经来诊所找过我，可是当时的牙齿状况没有这么严重，只因为以前看牙时医生没有注重治疗体验，让她对看牙有恐惧而选择放弃治疗，可牙齿不适又让她天天担心，所以第一次来诊所后依然没有下决心治疗，直到4年后受到牙齿各种问题的困扰才下定决心再次找到我，我耐心地沟通并告知她利弊后，当天就给她做了洁牙和补牙，治疗结束后她开心地告诉我过程中完全没有不适，在牙椅上居然还睡着了……

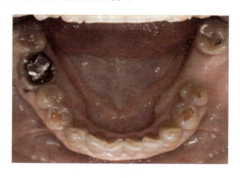

图1-9　照片显示因为长期害怕看牙而导致牙齿有很多健康的问题

我记得小时候曾经看过一个小品，演员用一把家用的钳子给另一位演员拔牙，在拔牙的过程中，对方表现出非常夸张的表情，这些其实给大家造成了很大的心理负担，尤其是孩子，也因此很多人对牙科医生有着天生的恐惧，一见到牙医便会联想到刺耳的声音、特殊的药水味、冷漠的态度……很多顾客来诊所前做了很久的思想斗争，想看牙又害怕见牙医，其实大家都对牙医有着不同程度的误解，现在很多诊所都提倡微创和舒适治疗。随着时代的发展，信息交流更加通畅，医生间交流更加方便，可以频繁地走出去，而国外先进的理念、技术和设备可以同步在国内使用和开展，比如相比较把牙齿磨得很小的烤瓷牙，我们有更微创的贴面技术，几乎不磨牙也可以达到一样的效果。医生也非常注重孩子的体验，只要有会产生任何不适的治疗，都会建议打麻药，或者与孩子进行耐心的心理沟通和行为管理。现在很小的麻药剂量都可以达到长时间的镇痛，可以完全保证看诊时没有任何不适。

很多时候，孩子或家长是被自己想象中的情景吓到了，很多人看完牙后才发现并没有想象中的那么不舒服，因为现在的牙齿治疗不论是硬件（医疗设备）还是软件（医疗技术）都比以前进步很多，因此不必把以前或想象的经历套用到现在，有时你会发现是自己想多了。

一个重要的观念是别等到牙痛时才想到要看牙。其实，如果平时能养成定期检查牙齿的习惯，或是牙齿有点小问题时就及时就诊，看诊的舒适度会因为问题很小好很多。可现实是大多数人总是忍到不能忍时，才心不甘情不愿地走进牙科，此时问题已经比较棘手，治疗的难度也会增加，不适感会比较明显，于是造成害怕看牙的恶性循环。

此外，在就诊前，应放松心情，不要去想有多痛，更不要去网上搜寻各种答案，这些只会加剧你内心的不安。有时网上的各种回复，专业医生一看就觉得十分离谱，根本没有任何借鉴作用。如果真的很害怕，可以找位朋友一起，若是孩子，父母可以带上其心爱的玩具，会提供一些安全感。

坐上治疗椅后，不要全身紧绷。有研究报告指出，人越紧张，疼痛的感受越强；越放松，越能减轻疼痛的不适。同时放松状态下和医生介绍病情时也会详细而有条理，对医生诊断分析很有帮助。在看诊过程中，一定要配合医生的指示，若有不舒服状况，举手示意，不要贸然闭口、转头、起身或是抓住医生的手，以免误伤。

11. 如何寻找好的医疗机构

（1）永远以健康为首要考虑因素

有一位顾客经老顾客介绍从杭州赶来找我看牙（见图1-10），告诉我两年前因为牙齿不整齐和颜色发黄到一家美容院做了"快速矫正"，当天牙齿就整齐了，颜色也很白，当时很满意，后来吃饭时发现总有"牙齿"脱落，然后牙齿开始经常出血，刷牙时不敢用力，口腔里老是有味道，希望我看看是什么问题。在听顾客诉说时我就感觉他的牙齿有些不自然，检查牙齿后我有些目瞪口呆。现在一些没有医疗资质的"牙医"在无任何安全和技术保障的情况下治疗，所谓"快速矫正"，就是直接用医生补牙的材料在牙齿表面涂一层白色充填物，达到改善牙齿颜色和整齐的效果，这种粗糙的补牙技术由于没有考虑到咬合力，会在牙齿日后的咀嚼中出现补牙材料的崩脱（见图1-11），更可怕的是直接补牙后的材料因为不密合会集聚大量牙菌斑和软垢，即使认真刷牙也无法清洁干净，长期如此会刺激牙龈，导致发炎肿胀后牙龈不可逆的萎缩（见图1-12），对健康极为不利，在与顾客耐心地沟通并告知利弊后，顾客当即决定拆除

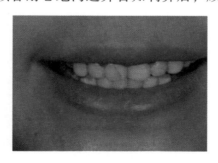

图1-10　微笑时已经发现补牙材料因为有崩脱而显得极不美观

这害人的补牙材料。

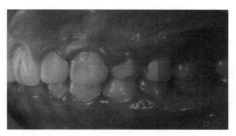

图1-11 没有考虑到咬合力的干扰导致后面牙齿补牙材料大面积崩脱

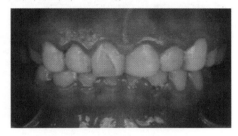

图1-12 牙龈长期红肿导致经常出血和牙龈退缩

我们再来看另一个案例：小玲在某大型医疗美容机构问询自己牙齿和面型过突如何改善，医生简单检查后建议拔除上颌四颗门牙，通过磨除旁边牙齿做八颗连接的烤瓷牙整体内收……小玲被医生描述的"完美效果"深深吸引，当天决定磨除自己的四颗牙齿并拔除四颗门牙，戴上提前做好的临时牙回家（见图1-13），可是在家发现戴上临时牙后牙齿并没有像医生描述的那样有明显的效果，心中萌发了许多疑问。经朋友介绍来诊所找到我，我只能仰天长叹：虽然我已经无法知道小玲最开始的牙齿是什么状况，可是从面型来看是典型的骨性前突（见图1-14），如果想彻底治疗必须通过手术解决，因此就算有牙齿前突或不齐的现象，也万万不可轻易磨除自己健康的牙齿和拔除前面的门牙！我对这种状况也爱莫能助（见图1-15），给了一些中肯的建议后目送她离开，可以想象小玲戴上烤瓷牙后那失望甚至绝望的表情……

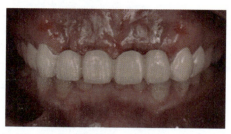

图1-13　顾客来就诊时四颗门牙已经被拔除，通过磨除拔牙左右旁边的四颗牙齿后做了临时牙

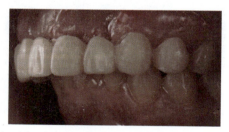

图1-14　侧面照片显示，牙齿并没有明显的内收，上颌牙齿和牙槽骨依然前突

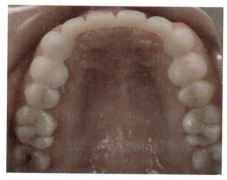

图1-15　为了连接四颗拔除的门牙，需要再磨除缺牙旁边各两颗健康的牙齿

随着科技的发展和大家对美好生活的向往，除了很多人因为牙痛而就诊，另外还有一些顾客希望通过医生的双手来帮助她们实现对美观的要求，这是一种更高层次的心理需求。我的建议就是所有美学治疗计划的设计一定是建立在最大程度保证牙齿健康的基础上。

程医生的叮咛：

专业人做专业事，牙齿治疗对医生技术要求很高，美容院没有资质开展补牙、贴面和漂白等口腔治疗项目。对于需要牺牲健康换来美观的治疗计划一定要仔细想想是否合理，不清楚时建议多咨询几家医疗机构，很理解爱美人士对美的追求，但比较价格的同时一定也要比较价值，要明辨是非。

（2）医疗技术永远是评判医生水平的标准

医生的天职就是为顾客解决病痛，不仅要有良好的医德，还要有精湛的技术，口腔技术每年都在发展，几年前还认可的技术或理念，也许今年已被证明是错误的或被新的技术替代，这就要求医生要有求知欲，不断地通过各种途径终身学习。

同时，牙科医生不仅要有扎实的理论知识，还要有娴熟的动手能力，要能在口腔如此小且复杂的环境中从容地使用各种工具，灵活操作。

作为顾客，在了解一家医疗机构或医生时，最好有曾经去治疗过的朋友或家人，可以打听治疗效果和就诊体验，得到肯定的答复后可以同医生预约时间，听听医生对自己牙齿的建议，同时看看有没有相同或类似的病例，综合考虑后决定选择哪家医疗机构。

（3）就诊环境温馨，有家的感觉

记得实习时，刚进口腔科就能闻到一种特殊的药水味，让人印象深刻。工作后也有很多青少年和家长告诉我，一听到机器转动的声音心里就开始紧张，加上白墙和医生穿着白色的工作服，对环境的条件反射会使顾客在看牙前就坐立难安。但技术和理念的更新使现代看牙理念已不同于过去，记得 2010 年在北京工作期间，北京大学口腔医院已经提倡舒适治疗，现在无论是体制内的公立医院，还是体制外的诊所，除了无痛治疗，更关注看牙过程中是否舒心。大多数医院和诊所会提供悦耳的背景音乐、家一般的就诊环境和温馨的微笑服务，使顾客进入医疗机构后感觉如同在家一样的舒适（见图 1 - 16 和图 1 - 17）。

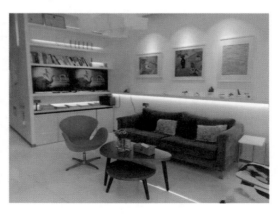

图 1 - 16　简洁温馨的候诊大厅，充满家的感觉

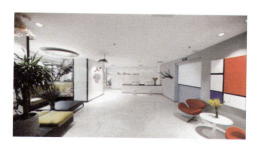

图 1 – 17　时尚典雅的候诊大厅，充满现代感

程医生的叮咛：

　　很多看完牙的顾客都感慨，看牙几乎没有痛苦，之前的害怕都是自己的主观想象，或者是源于以前看牙的经历。但也确实要留心找到一家注重服务体验的诊所和好的医生，他们往往非常注重顾客的感受，尤其是孩子或第一次看牙的成年人，只有打消了内心的恐惧，才能放心地躺在牙椅上接受牙医的治疗。

　　（4）采取预约制，节约时间，避免排队等候

　　我在美国和日本参观发现，很多诊所都在写字楼里，诊所只接待有预约的顾客，不接受临时看诊，就算临时来了顾客也需要在前台预约时间，那么预约看牙有哪些好处呢？

　　第一，不用排队等候，节约了时间。只要预约好看牙的时间，家长和孩子准时到诊所，就可以准时开始看诊（见图 1 – 18）。时间对于谁都很宝贵，谁都不愿把时间放在等候上，虽然牙齿治疗会有一些不确定因素，可是预约看诊会节约很多时间。初次看诊的顾客可以电话预约看诊，看完诊的顾客也可以在诊所预约下一次看诊的时间，有很多诊所也提供电话提醒功能，及时提醒第二天的顾客准时看诊。

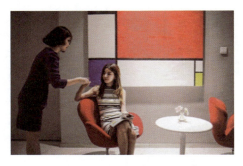

图 1-18　个性化服务，避免等候

第二，提前准备。诊所会为孩子提前做好充分的准备，这样可以保证孩子到诊所后第一时间就可以进入诊室，开始顺畅治疗。比如会为孩子提前准备好这次需要更换的弓丝、需要粘的各种矫治器等，做到不出诊室，按部就班完成治疗。

第三，充分沟通。有了预约时间以后，医生会提前做好准备，准时地出现在诊室，并耐心地和孩子沟通牙齿的各种问题。对于牙齿矫正，我一直认为医生最宝贵的经验就是对牙齿问题的诊断、分析和设计，后面的治疗只是熟练工种，相对简单。然后就是如何向家长和孩子充分地表达自己的经验，包括各种问题列表、矫正治疗的利弊、治疗时长、各种矫治器对比、价格、治疗流程等。顾客的信任是牙齿矫正是否成功的基础，而信任的基础是充分的沟通。

第四，避免临时来看牙时你的医生在休息。对于没有预约习惯的顾客，复诊时会出现原来看诊的医生在休息的情况，如果不愿意其他医生看诊，就只有再约医生，即使顾客愿意让其他医生看诊，医生也会因为不了解顾客最开始的病情，而需要大量的时间沟通，费时费力。

（5）医生监控质量，负责全程治疗

牙齿矫正是一个漫长的过程，需要医生有充足的时间和精力，更重要的是医生对病情有充分的了解，同样是牙齿矫正医生，可能所学的知识和对病情的考虑不同，每位医生的治疗计划也会不一致。医生按照既定的思路从头看到尾，可以保证治疗的连续性（见图1-19）。如果中途由其他医生接手可能需要充分的沟通，同时因为矫正方法不同可能需要更长的时间治疗。

程医生的叮咛：

大家知道吗？虽然同为牙科医生，可是每位医生从事的项目不同，治疗的内容也不相同，就像同为篮球运动员，可是场上司职的位置不一样。牙科医生分为口腔内科医生（以补牙和牙神经治疗为主）、口腔外科医生（以拔牙、种牙和门诊日间手术为主）、口腔修复医生（以做烤瓷牙和瓷贴面等修复为主）、口腔正畸医生（以牙齿矫正为主）和口腔儿牙医生（以各种儿童牙病为主）等。牙齿疾病往往会涉及不同问题，因此会出现牙齿治疗转诊到不同医生看诊的情况，虽然会有些麻烦，但这也是对治疗效果的一种最好的保证，专业的事情专业人做。

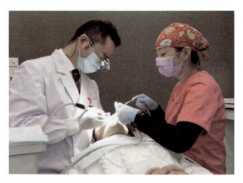

图 1 - 19　专属医生和护士配合看诊

（6）注重隐私，安静不受打扰

我每年会到综合医院定期体检，排查身体上的隐患，虽然知道会有一些不舒服，但明白这样做对身体健康的重要，可最让我尴尬的是每次请医生看体检报告时，周围一大堆人等候，很难有隐私可言，也无法和医生进行有效沟通，医生也会因为时间紧张而倍感压力，只能三言两语就结束对话。同样站在顾客的角度，我想看牙也是这样，谁也不想看牙的时候被围在中间，顾客和医生都会不自在，好在现在很多诊所都没有独立诊室（见图 1 - 20），不会受任何外界因素影响，并有专门的医生和护士提前准备物品，到时间后专心看诊。

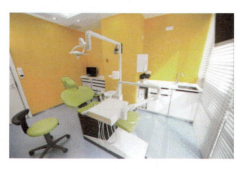

图 1 - 20　宽敞明亮的诊室

（7）充分沟通，把问题说清楚

对于每位初诊顾客，虽然来看诊时有明确的诉求，我也会为他全面讲解牙齿存在的问题（见图1-21），只有让顾客充分认识到牙齿问题的最初原因，才会帮顾客找到问题的根源，意识到问题的严重性，并下决心从头开始做好牙齿保健，而不是头疼医头，脚疼医脚。因此我会从健康和美观两个方面给顾客全面分析牙齿问题。牙齿在健康方面的表现往往是牙龈发炎、牙周炎、蛀牙、牙神经发炎等。往前追溯，可以发现顾客对日常护理不够重视，比如喜欢吃甜食、喝碳酸饮料、刷牙方法不正确（事实上绝大多数人不知道标准的"贝氏刷牙法"，即使知道，很多人也很难每次都坚持）、没有使用牙线和定期洗牙的习惯等。再往前追溯，可以发现小时候父母并没有教导孩子如何刷牙，孩子也没有主动到牙医那里接受正确的口腔护理方法的指导，只是凭着习惯和感觉刷牙，直到牙痛症状出现见到医生后才发现诸多问题。牙齿在美观上的表现主要是面型不协调，如龅牙、"地包天"、牙齿排列不齐等，这些问题我会放在健康问题之后再说，即使顾客主要想解决牙齿美观问题，因为相对于美观，健康的问题更重要。

牙齿问题发生后一般需要两个步骤：一是有针对性地解决问题，比如补牙、拔牙、镶牙等；另一种是如何避免问题，比如告诉大家如何从意识和具体方法上去避免问题，尤其是告诉大家如何去规避各种牙齿健康的风险。这往往需要花费大量的时间，可是如果一次有效的沟通可以帮助那些有态度但没方法把牙齿护理好的顾客，让他们知道自己牙齿问题的现象和本质，我认为是非常值得的。只有让顾客彻底明白牙齿问题的真相，才能让顾客明白预防的重要性，而不是只寄希望于每一次突发的治疗。

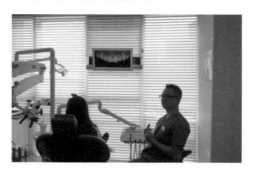

图 1-21　和治疗相比，充分的沟通更重要

12. 早期矫正：矫正的是牙齿，改变的是脸庞和人生

牙齿矫正不必等到 11 岁以后，应该从问题产生时就开始。

我的诊所对面是一所知名小学，每天上学或放学人流高峰时，透过孩子们天真无邪的微笑，我总能发现好多有龅牙、"地包天"等面型问题的孩子，我好想建议他们赶紧去看牙。可每次都作罢，因为怕家长误会。有很多家长都认为牙齿矫正应该等孩子牙齿换完再做，这个观念不是很准确。儿童错颌畸形的发病率很高，6~11 岁的替牙期是错颌畸形发病率急剧升高的时期，常见于龅牙、"地包天"和下颌后缩等；同时病情不会随着年龄的增长而好转，大多数会更严重，如果此时进行干预，病情将及时得到控制。如果处理得当，还会彻底改善错颌畸形，降低日后牙齿固定矫正的概率或者降低牙齿矫正的难度；如果等到 11~16 岁的恒牙早期再做矫正，有些孩子这时已经开始进入生长发育的缓慢期，面型很难再有明显改变，如果连青春期的黄金矫正时间都错过了，成年后再想彻底改善面型就只能通过手术治疗了。

关于早期矫正，牙齿矫正专业经典专著《口腔正畸学现代原理与技术》中提到："早期矫治的目标是在恒牙全部萌出以前，纠正现有的和发展中的骨骼牙齿以及肌肉的不平衡，以改善口面部发育的环境，早期矫正可能降低后期治疗的难度，比如涉及拔恒牙或正颌手术。一些错颌畸形在 6～10 岁开始做牙齿矫正效果较好，而另一些牙齿的问题则在 11～16 岁时治疗效果最佳，只有通过个性化的诊断和治疗计划的制定，才能决定最佳干预的时机是早还是晚。如果牙齿矫正开始的较晚，通常采取固定矫治的方法，时间大约为两年左右。如果是在 6～10 岁就开始治疗，可以考虑双期矫正，通常早期矫正大约持续一年。在恒牙没有完全萌出时，可以保持并定期观察，绝大多数青少年仍需要在第二期矫正中使用固定矫治的方法，在所有恒牙完全萌出并建立咬合后，使用固定矫治器排齐，并且精细调整咬合。"

我们来看看这个病例：孩子今年 4 岁，牙齿是"地包天"（见图 1－22），可是父母和家人都没有"地包天"的情况，询问病史时才发现是用奶粉喂养时姿势不对导致的，好在家长警觉，发现孩子异常后及时就诊，通过半年简单治疗后，孩子的牙齿恢复了正常咬合状态（见图 1－23）。大家想一想，如果孩子没有及时治疗，在生长发育时会因为下颌前牙的抑制而限制上颌生长，而下颌会继续伸长，从侧面看就会出现弯月似的"地包天"，不仅会影响面型，对孩子的咀嚼也会造成一定影响。如果等到12岁左右牙齿换完再矫正，颌骨生长发育的高峰期已过，牙齿矫正的难度增加，万一成年后成为骨性的"地包天"，只有通过手术才能治疗。难道4岁孩子的"地包天"，我们真的要等7年以后再去矫正吗？

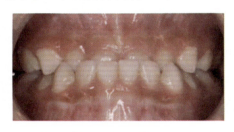

图1-22 "地包天"治疗前

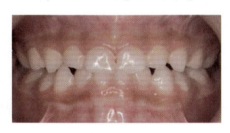

图1-23 "地包天"早期矫治后

11~16岁换完牙后的确是牙齿矫正的黄金期，可是牙齿一旦有问题，我的建议就是从问题产生时开始治疗。早期矫正就诊的时间最早可以是6岁恒牙刚萌出时，前提是孩子能配合，最多见于6~11岁替牙期，这样不仅能更好地引导颌骨生长，降低创伤导致的前牙突出的风险，矫正有害的口腔习惯，引导恒牙萌出至更合适的位置，还能创造更美观的牙齿、唇和面容外观。作为家长，需要带孩子定期做口腔检查，及时发现问题，降低错颌畸形的发病率。

（1）什么是早期矫正

早期矫治是指在儿童早期生长发育阶段，尤其是生长发育高峰期前后，对可能导致牙齿畸形的病因进行预防，对已经出现的牙齿畸形进行阻断和矫正治疗，为孩子日后颌面发育创造更有利的环境。

（2）早期矫正的历史

早期矫正最早可以追溯到15世纪的意大利和美国，19世纪时有学者开始注意到早期矫正对全身的影响，当时的人们认为正确的呼吸可以调节身体的循环，不正确的呼吸方式会带来身体不平衡，导致疾病。呼吸不畅的人不能享受充足的睡眠，早晨起来比入睡时还要疲惫不堪。1963年时就有医生预言，今后大量的正畸治疗可能开始于生长发育期的混合牙列阶段（6~11岁），而不是已经形成复杂错颌的11~16岁。

1989年，澳大利亚的一位医生Chris Farrell通过研究父亲所治疗的结束模型，发现治疗效果良好的顾客在十几年后牙颌畸形大多有复发，有的甚至比治疗前更严重。例如有拔除了四颗牙齿解除拥挤的病例，十几年以后拥挤复发，有的甚至比拔牙治疗前的拥挤度还要大。他认为复发的原因可能是肌肉功能没有得到纠正，即使靠固定矫治器把牙齿排齐，牙病迟早也会复发。于是他提出了早期矫正，创建了口面肌功能研究中心，以口面肌功能矫正理念治疗众多顾客，在100多个国家和地区推广使用。

（3）早期矫正的发展现状

目前美国、加拿大以及拉美多个国家和地区都有相关的早期治疗的学会。其中巴西是第一个给早期矫治的治疗医生进行联邦认证的国家，做正畸治疗的顾客需要先经早期治疗师的检查和判断，评估是否存在口面肌功能不调，确定正畸治疗过程是否需要配合早期矫正。美国、法国、德国、日本和澳大利亚生产的早期矫治训练器已经运用于临床。这些训练器都是预成的，主要是硅胶成分，质地偏软，孩子佩戴后口感舒适，可以使口面肌功能治疗达到事半功倍的效果。

（4）哪些人需要早期矫正

第一，乳牙过早缺失需要间隙保持，预留恒牙萌出空间。

第二，各种原因导致的牙齿萌出异常。

第三，张口呼吸或无鼻呼吸习惯的孩子。

第四，因气道狭窄等各种原因导致的龅牙。

第五，因气道狭窄等原因导致的牙弓狭窄。

第六，不良习惯导致的"地包天"。

第七，蛀牙或不良习惯引起的脸型不对称。

第八，各种原因引起的前牙散在间隙。

第九，各种原因引起的牙齿排列不齐。

（5）早期矫治的目标

第一，早期预防以及预防性治疗，包括母亲孕期的营养、婴幼儿健康保健、维持正常牙弓形态以及去除可能导致牙齿畸形的病因。

第二，早期阻断性矫治，对已出现的早期畸形，针对造成畸形的病因，如不良习惯等进行早期阻断治疗。

第三，早期颌骨生长的控制和牙齿畸形治疗，例如龅牙、"地包天"等，通过外力刺激或抑制的手段，防止已经发生的牙齿畸形进一步加重。

第四，建立相对正常的口腔功能。

第五，改善孩子的社会心理发育。

程医生的叮咛：

虽然我提倡从问题发生的时候就开始治疗，尤其是涉及面型的问题尽早治疗，但这些并不能完全避免日后可能发生的固定矫正，只是早期矫正可以让复杂的问题简单化（比如可以降低孩子日后矫正的拔牙概率）、减少矫正的时间等；另外需要指出的是早期矫正应先区分是牙齿的原因还是骨性的原因，不同病因方法也完全不一样。

13. 为什么青少年的牙齿矫正至关重要

发达国家 20 岁以上的人群错颌畸形的患病率很低，12 岁儿童正畸治疗比例高达 70% 以上，成人正畸比例约占 20%～30%。家长认为孩子牙齿不整齐，如果不做矫正，就好比没有让孩子上学一样，是对孩子不负责任的行为。尤其孩子进入青春期后，会更在乎自己的外表。爱美是人的天性，牙齿排列不够整齐，有时候会被同学嘲笑，除此之外，牙齿矫正对青少年还有下面这些影响。

第一，影响颌面的发育。在儿童生长发育过程中，牙齿不齐会影响颌面软组织的正常发育。其次，小朋友一些不良的习惯，比如咬下嘴唇、咬铅笔、张口呼吸等，会导致面型发育不良。这个时候如果通过矫正，再加上小孩还有很多的生长潜力，我们就可以又快又好地帮助孩子及时改善面型。

第二，会影响口腔的健康。不整齐的牙齿拥挤错位，由于不易清洁好发龋齿以及牙龈炎和牙周炎，早期不会有症状，但发展到一定程度，牙齿会有酸痛出现，如果伤到牙神经，疼痛加剧就需要做根管治疗，后续的治疗时间会延长，治疗方法也更加复杂。同时，牙齿不整齐会引起牙周炎。因为没有及时去除一些牙结石，沉积过多后，牙结石会向牙根方向堆积，长时间的刺激会使牙槽骨产生慢性炎症，最后牙槽骨会被吸收，导致牙龈退缩。早期的症状有刷牙出血、口腔异味、出现牙缝，会经常塞牙，另外牙齿也会松动，最后脱落。所以不整齐的牙齿对牙龈的健康有很大的影响。

第三，会影响口腔功能。牙齿不齐有可能出现一个症状叫作开合，就是上面的牙齿和下面牙齿无法咬到一起。这种情况会使青少年啃面条都啃不断。还有一种叫锁合，是指上面一颗或多颗牙齿完全咬在下面的牙齿外面，或者下面一颗或多颗牙齿完全咬在上面牙齿的外面，这样的牙齿是不能咀嚼的，只能靠另外一侧咀嚼。长期如此，就会出现偏侧咀嚼，经常一侧咀嚼会使一边脸大一边脸小，而咀嚼侧牙齿因为负担过重，也容易引起一些磨耗或者龋齿的风险。

第四，会影响美观。近年来，大量研究表明一个显而易见的问题：严重的牙齿拥挤等问题会影响青少年社交。排列整齐的牙齿和令人愉快的笑容对孩子社会交往和心理有明显的积极影响。外貌的确可以使老师对学生产生不同印象，进而影响孩子在学校的发展。很多青少年由他们的爸爸妈妈带来看牙齿，最主要的诉求就是觉得自己的孩子是龅牙或开唇露齿（就是嘴唇正常，但因为牙齿和牙床前突没有办法闭合），会被学校的同学嘲笑，甚至起外号，而孩子的生理缺陷会强烈地影响他们的自尊心。过去很少有家长关注这方面的问题，现在经过了解后知道牙齿的重要性，主动要求给孩子矫正的家长日益增多，通过矫正可以给孩子树立信心，国外已经有研究表明牙齿矫正对孩子的身心健康非常重要。

第五，影响成年后择业。对于一些上镜率高的职业，如主持人、娱乐明星、模特等，牙齿不齐会严重影响其职业选择，错失人生发展的好机会。

14. 为什么11～16岁的青少年最适合牙齿矫正

根据口腔专业教材《口腔正畸学》统计数据，错颌畸形（牙齿不齐）在乳牙期（2～6岁）的发生率为51.84%，在替牙期（6～12岁）的发生率为71.21%，在恒牙初期（12～15岁）的发生率为72.92%。11～16岁的青少年最适合牙齿矫正主要有以下几个原因。

第一，牙齿刚换完，移动比较容易，矫正相对于成年人速度比较快，不易复发。

第二，防龋。牙齿排列整齐，可以高效地刷牙，刷起来也比较容易，可以防止牙齿的龋坏。

第三，可以通过扩弓等辅助方法来减少拔牙的概率。

第四，生长发育上有一定的潜力，有利于面型的改善。

第五，这一时期青少年的主要任务是学习，学习期间对美观没有太大的要求，所以青少年矫正可以以金属矫正为主。

第六，让孩子尽早拥有整齐的牙齿和迷人的微笑，对于其身心发育有很直接的帮助。

孩子在不同的年龄阶段，会遇到不同的牙齿问题，要学会如何做好各年龄的牙齿保健，学会如何通过牙齿治疗规避影响孩子面型外貌和生长发育的问题。

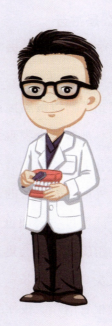

二、你一定要知道的口腔保健知识

0~16岁牙齿保健的科普知识：在家要早晚刷牙和使用牙线；儿童定期到诊所涂氟、窝沟封闭和洁牙；定期洗牙可以避免或延缓牙齿松动；一旦做了牙神经治疗一定要做保护性的牙套。

1. 什么是蛀牙

蛀牙在医学上称"龋齿"，是一种慢性的、进行性的、破坏性的疾病，有几个方面的表现：第一，颜色，蛀牙的早期会有白色脱矿的症状，等到矿物质被腐蚀崩脱以后，会呈现棕黄或者黑褐色的样子，家长细心观察就会发现牙齿有发黑的迹象；第二，质地，蛀牙的牙齿硬度会下降，质地会变得松软，稍微吃一些硬的食物便会崩脱；第三，外形，崩脱后的牙齿上会形成明显的凹坑一样的龋洞，大量食物会嵌塞进去，加重牙齿的龋坏，龋洞一旦形成，破坏了外面最坚硬的组织，细菌会迅速地腐蚀牙齿中间的结构，很快就会导致牙神经发炎。所以家长一旦发现有龋洞，建议立即带孩子来看牙齿，避免做根管治疗、拔牙或成年后种植。

程医生的叮咛：

"虫牙"是真的有虫吗？

由于从小受到的影响，我们以为龋齿就是"虫牙"，就是口腔里面有虫子把牙齿吃了个洞，补牙就是"抓虫子"，某些赤脚医生居然还煞有介事地把装在瓶子里的虫子说成是"牙虫"。牙齿里面有虫是不正确的说法。

龋齿是牙齿表面成千上万的细菌受糖等甜食的影响，在一定的时间内产酸，导致牙体表面坚硬的釉质层脱矿后牙体崩脱而成，是一种慢性的、进行性的、破坏性的疾病，而不是所谓的"虫子吃了牙齿导致有洞"。

（1）蛀牙会传染吗

蛀牙会传染。龋齿是在牙齿、细菌、食物的基础上，再加上一定时间的影响下发生的一种感染性疾病。孩子出生时口腔内不会有蛀牙的细菌，龋齿的出现主要是受家庭中共用盛食物的碗筷、亲吻孩子等影响，孩子早期抵抗力差，细菌很容易被传染，这就要求父母平日多注意自己口腔卫生，同时教会孩子自己爱牙护齿。

孩子口腔内有引起蛀牙的牙菌斑后，会从一颗牙齿马上影响到相邻牙齿，最后累及所有牙齿，因此定期洁牙和每天早晚刷牙显得尤为重要。

（2）蛀牙的危害有多大

牙科医生一辈子在跟两种慢性病做斗争：龋齿和牙周炎。其中龋齿最为常见，据第四次全国口腔健康流行病学调查数据显示（见图2－1），全国5岁组儿童患龋率是71.9%，也就是说100名孩子中有近72名有蛀牙，龋均是4.39，即每名孩子嘴巴里平均至少有4颗蛀牙。12岁的青少年组患龋率为38.5%。目前我国约有2.23亿儿童（随着二胎的政策放开，数量还会不断增加），以此计算，我国有1.6亿儿童有蛀牙，一共有6.78亿颗蛀牙！而我国儿童蛀牙治疗率仅为4.1%。近年来，随着我国社会经济的快速发展，人民生活水平不断提高，蛀牙的发病率呈逐渐增高的趋势；而发达国家在20世纪70年代以后，由于口腔公共卫生学的发展和预防保健措施的实施，龋齿的发病率大幅度下降。

龋齿一旦形成便不可能自愈。有些家长发现孩子有龋齿疼痛，建议孩子口服止痛片、消炎药或者打针。这些方法很不恰当，最多只能缓解症状，而缺损的牙齿不可能自行愈合，只有通过牙医手工的治疗。如果长期不处理，容易伤到牙神经，出现疼痛或者牙体崩脱无法保留、必须拔除等严重的后果，费时费力。头发短了可以再生，但牙齿少了不可再长。

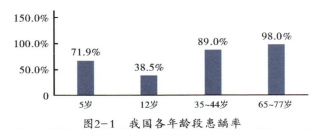

图2-1 我国各年龄段患龋率

数据来源：2017年第四次全国口腔健康流行病学抽样调查。

程医生的叮咛：

蛀牙有很多呈现"口小底大"的情况，是指牙齿表面看起来很小，可内层破坏范围太大。这是因为细菌一旦侵入外面最坚硬的牙釉质后，第二层的牙本质质地偏软，很容易被大面积侵犯。这时候牙医往往会误判：原本以为是浅龋，在去掉表面龋坏的过程中发现蛀牙面积越来越大，甚至有些会伤到牙神经。因此牙齿有任何程度的龋坏都不能掉以轻心，需要及时找牙医治疗。

（3）什么样的食物容易蛀牙

造成蛀牙的原因是食物的残渣聚集在牙齿表面，口腔中的牙菌斑便利用食物残渣作为营养，不断地繁殖增长，同时制造出一种酸性物质，这种酸与牙齿接触后，会慢慢溶解牙齿的钙质导致脱矿，然后崩解缺损形成蛀牙。

研究已证实，黏性高、含糖量多且精致的饼干和面包类，是最容易造成蛀牙的食物。因此，父母在为孩子准备食物，尤其是餐外点心时，应用心仔细地选择。选择食物有两大原则：第一，监控易导致蛀牙的食物，如糖和饼干等的摄取量，但不必完全排除，这些容易蛀牙的食物包括糖果类（巧克力、水果糖、棒棒糖、花生酥和太妃糖等）、糕饼类（冰激凌、甜甜圈、苹果派、蛋糕、含糖饼干等）、饮料类（碳酸饮料、牛奶和加糖果汁等）、水果类（葡萄、香蕉、橙子等）、涂抹类（果酱、蜂蜜和花生酱等）；第二，从孩子小时候开始，父母就应该与之共同培养饮食习惯，避免挑食，以便孩子上学后能养成良好的饮食习惯。

程医生的叮咛：

以上容易导致蛀牙的食物不是不让吃，而是一定要控制摄入量，同时吃完后建议刷牙或漱口，尤其到了晚上，刷完牙后睡觉前不能再进食。

（4）如何发现和治疗蛀牙

和其他疾病相比，蛀牙因为早期不会有任何症状，且一旦形成不会自愈，危害其实更大。父母或孩子仅能从口腔内看见牙齿表面会有一些小黑点，这些黑点需要和刷牙没有刷干净的色素区分开来，最好的鉴别方法就是找牙医确诊；另外有一种不会被发现的邻面龋坏对牙齿影响更大，这种邻面龋坏常见于牙齿不齐或未使用牙线导致的两颗牙齿连接处的龋坏，因为很靠近牙根更不容易被发现，有些病例即使专业医生也需要借助拍片才能确诊，更加严重的是邻面龋坏往往累及两颗牙齿，且修复方式会牺牲很多健康牙齿，因为医生很难直视效果，修复预期比咬合面龋坏稍差。

对于牙齿表面因为长期接触碳酸饮料或其他软饮导致牙齿呈白垩色的脱矿（见图2-2），还没有形成龋洞的蛀牙，现在可以通过无创不磨牙的方法修复，即在牙齿表面通过一种流动性较高的渗透树脂进入表面脱矿的牙齿，使表层产生再矿化而达到恢复原牙质地的治疗方法，这种方法是德国两位研究学者Dres和Lukel深入研究，经过8年的实验开发出来的（见图2-3）；对于表浅的蛀牙，我建议去除蛀掉的牙齿后，直接用颜色和强度接近牙齿的树脂充填即可，但是这种树脂材料长期使用会出现体积收缩，导致微渗漏而产生继发龋（继续在原来地方发生龋坏）和充填物脱落。所以对于牙齿大面积蛀掉但牙神经完好的牙齿，我建议用性能更加稳定和持久的瓷或金属嵌体（嵌体是指嵌入牙体中用以恢复牙体缺损形态和功能的修复体）修复，这种修复方法更持久耐用。

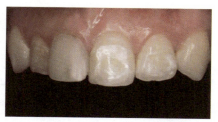

图 2－2　中间这两颗门牙因为长期脱矿后呈现为白色斑块，影响美观，同时有蛀牙的风险

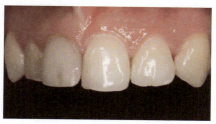

图 2－3　渗透树脂治疗后，牙齿表面脱矿的情况已经明显改善

程医生的叮咛：

　　一颗小小的牙齿蛀掉，如果没有及时治疗可能会发生牙痛而必须做牙神经的治疗，一旦做完治疗，牙齿便因为没有牙神经容易变色或折裂，就像坏死的树一样容

易折断。后期还要做防止牙齿折断的烤瓷牙等修复体，更有严重者需要拔除后期用种植牙、烤瓷牙搭桥或活动牙等方法修复。因为蛀牙不易发觉，所以我建议半年做一次常规口腔检查消除隐患。

（5）孩子认真刷牙还会有蛀牙吗

柳柳今年5岁，自己每天早晚认真刷牙，妈妈还会再次检查，平日牙齿也不痛，直到学校组织体检时发现孩子牙齿居然还是有四颗蛀牙（见图2-4）。妈妈便急急忙忙带孩子来找我，检查后发现孩子乳牙间有很多牙间隙，刷牙往往刷不干净，长期的食物嵌塞最终导致蛀牙，需要做乳牙牙套才能避免蛀牙继续发生（见图2-5）。

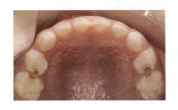

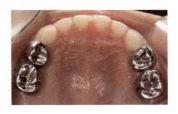

图2-4　牙齿有缝隙后长期食物嵌塞导致蛀牙

图2-5　两侧牙齿已经用金属牙套保护起来了

很多家长以为在家认真刷牙就可以避免蛀牙，然而这只是其中的一步，还需注意以下几点。第一，注意饮食，少吃蛋糕、饼干、面包等质软的食物，这些食物除了会使牙齿缺乏锻炼，更重要的是很容易形成软垢，如果没有及时清洁干净极易蛀牙；第二，乳牙散在的间隙需要刷完牙后及时用牙线去除残留食物；第三，对牙齿有蛀牙风险的孩子可每3~6个月涂氟，降低患龋率；第四，半年一次口腔检查及时发现牙齿隐患。

2. 牙齿为什么会痛

我们要了解，牙齿其实不是实心的，里面有一个空腔，叫作牙髓腔（见图2-6），充满了牙神经和血管，这就是为什么牙齿能感受到冷热酸痛，一直保持活力。牙髓腔外面有两层保护层，第一层是牙釉质，和钻石一样坚硬，早晚刷牙，刷牙后用牙线去除残留物和半年一次洁牙可以有效保护牙釉质。蛀牙一旦形成，首先会破坏最表面的这层釉质，牙齿表面会产生脱矿的白垩色斑块，不久脱矿的牙体会崩解产生缺损，随着不断地进食和染色，缺损部分会发黑，进而发展成浅龋。这个时候牙齿不会有任何症状，家长或孩子仅能看到发黑的地方，这需要请牙医辨别是色素沉着还是蛀牙，发现蛀牙后必须立即充填。如果没有及时检查后补牙，蛀牙会进一步发展，进入到第二层牙本质，因为牙本质质地没有釉质那么硬，所以一旦突破之后会迅速地崩解，达到牙神经最近的地方，叫作深龋。在快接近牙髓腔时，牙神经会向孩子发出警报，即酸痛，且吃食物时因为食物会嵌入窝洞而产生疼痛，孩子会用手指着牙齿的某一个部位向家长哭哭啼啼地倾诉，这个时候如果及时治疗还来得及保留牙神经的活力；如果延误了这个时期，就会发展成牙髓炎，症状很典型：冷热刺激痛，夜间疼痛会加剧，这就是我们说的"牙疼不是病，疼起来要人命"。这时需要做杀神经的治疗才能保留牙齿，而且因为做完牙神经的治疗后，牙齿就像枯死的树木一样容易折断，所以必须马上做一个保护性的修复体（通常是嵌体或烤瓷牙），否则容易导致牙髓坏死，牙齿崩脱不得已拔除后再做各种复杂的修复。

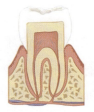 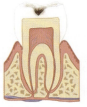 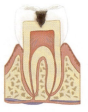 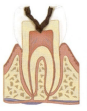

   正常牙齿   浅龋   深龋   牙髓炎   残根

图 2-6　牙齿疼痛的各种表现

因此牙齿疼痛其实是一个生理保护的方法，提示我们自己或者家长要尽快带孩子去见牙医，及时做相关的处理，尽量保留牙髓，或者尽量保存这颗牙齿，便于以后正常行使功能。

3. 什么是牙神经治疗

牙神经治疗就是医学上称的"根管治疗"，是采用根管器械清除、治疗根管内炎症物质，保持根管通畅，对管道进行适当的消毒后严密充填起来的治疗。根管治疗的技术保存了由于很多原因需要拔除的牙齿，完善的治疗后及时做一个保护性的牙套，牙齿依然可以很好地行使功能。牙齿由于牙髓组织处于一个相对密闭的硬组织空间中，其血液循环只能通过细小的根尖孔，一旦牙髓发生炎症，炎性的渗出物不易引流，髓腔内的压力很快增高。这就如同一个高压的环境，牙髓将产生剧烈的疼痛，由于血液循环不畅，牙髓炎症都不能自行消除，就算服用消炎药甚至打吊针，药物也不能有效地达到牙髓组织，也就起不到治疗的效果。因此当牙髓出现感染时，只能通过医生的外部手段去除牙髓，去除髓腔内的感染，来达到止痛和治疗的目的，所以牙齿疼痛不要盲目地吃药或打针，建议大家立即到诊所去寻求解决办法。有些牙髓坏死的过程是慢性发展的过程，本身没有什么症状或者吃药打针后症状消失，于是便忽视了就诊，其实这种未经处理的坏死牙髓极易导致根尖慢性炎症或囊肿，对骨质破坏极大。

根管治疗通常包括根管预备、根管消毒和根管充填三个基本步骤。根管预备和根管消毒能有效清除根管内的细菌等感染物，为根管充填制备良好的形状。根管充填的目的在于维持根管清理的效果，防止管道内细菌再次感染的发生，适用于牙神经发炎、牙根下的炎症等各种牙神经感染疾病。

根管治疗一般需要2～3次的治疗，中间间隔一周，根管治疗期间或完成后可能出现短暂不适，通常服用消炎或止痛药可缓解，局部出现肿痛应及时告知医生并复诊处理。

程医生的叮咛：

很多人是因为牙痛才急忙去找医生做根管治疗，这是由于国人没有定期检查牙齿的习惯，导致牙齿突发疼痛后需要做根管治疗的比率居高不下，这是诊所每天常规开展的一个项目。可往往通过治疗止疼后容易忽视后续保护治疗的重要性，真的是"好了伤疤忘了疼"。殊不知，根管治疗后牙齿虽然不痛，但不能保证能用，因为做过根管治疗的牙齿的牙神经已经被处理掉，没有营养供应，临床表现为那颗牙齿有时会发暗，极易折断。后面咀嚼的大牙在根管治疗后，必须马上做修复体，增加抗折强度以防牙齿受力折断；前面的牙齿因为变色影响美观，也需要及时做修复体。我在工作中见到很多已经做好完善的根管治疗后因为没有及时修复而发生牙齿折断，最后无奈之下选择将牙拔除。所以有一条原则，即凡是根管治疗后的牙齿，必须做修复体以延长牙齿使用的寿命。

4. 牙齿为什么会松

中国人总是以为到了一定年龄牙齿掉光是一件很正常的事情，其实在发达国家，人在 80 岁时还有至少 20 颗功能牙是一件再正常不过的事情。由于国外有几十年爱牙护齿的理念，无论牙齿是否有问题，他们都会主动预约医生检查并治疗牙齿，其中最重要的一个治疗项目就是洗牙，可以有效治疗牙周病，而牙周病是牙齿松动和脱落的主要原因。

那什么是牙周病呢？

牙周病是指发生在牙齿周围牙周组织的疾病，包括导致牙龈出血的牙龈炎和波及深层牙周组织的牙周炎两大类。其中牙龈炎是一种可逆的炎症，通过洁牙等口腔护理可以恢复牙齿健康，而牙周炎大多是不可逆的，但是依然需要定期维持现有状况以免更加严重（见图 2-7）。

牙周病已经被医学研究证实，是全身疾病的重要原因之一，细菌会随着血液循环从口腔蔓延到身体的其他器官，造成全身主要器官的伤害，除了细菌的全身性游走以外，也会造成许多一开始不容

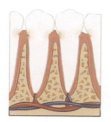
牙龈炎

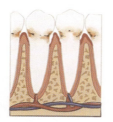
牙周炎·早期

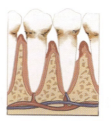
牙周炎中期

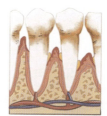
牙周炎晚期

图 2 - 7　牙龈炎和牙周炎的各个阶段

易觉察的慢性病，这种日积月累的影响不可小视。

　　牙周病是常见的口腔疾病，也是引起成年人牙齿缺失的主要原因，是危害人类牙齿和全身健康的主要口腔疾病。2017 年我国流行病学调查发现，牙周病在不同人群中的患病率分别是：15 岁的青少年为 65.2%，35～44 岁的中年人为 90.9%，65～74 岁的老年人为 90.7%。12 岁的青少年牙结石检出率为 61.3%，13～44 岁的中年人为 96.7%，65～70 岁的老年人为 90.3%。在我国，牙周病的患病率比蛀牙还要高，而牙周炎已被医学界定论为继癌症、心血管疾病之后，威胁人类健康的第三大疾病，也是口腔健康的头号影响因素。目前正在进行的研究显示，癌症、肥胖、不孕症以及骨质疏松等也可能与牙周病有联系，牙周病的牙菌斑和牙结石会造成牙槽骨的萎缩，牙齿松动脱落。牙周组织炎症和口腔异味不仅影响进食、美观和社交，而且会引起牙周病的牙周感染，细菌还会导致心血管疾病，严重时甚至危及生命。一些细菌产生的毒素通过病变部位的牙周组织进入血液，可诱导人体产生一种胶状纤维蛋白，它能使血液凝固形成血栓，阻塞血管，导致心脏病和脑卒中，患心血管疾病的概率是一般人的 2 倍，患脑卒中的概率是一般人的 3 倍。由此可见牙周疾病的危害很大，应该引起重视，尽早预防或治疗。

牙菌斑中的细菌最快会在 90 秒之内随着血液全身畅行，有可能停留在抵抗力较弱的器官上，对人体健康产生影响。如会影响糖尿病的控制，造成心脏瓣膜疾病的扩大或恶化，还与呼吸道疾病、癌症、肾病有关联，甚至细菌会通过胎盘，停留在胎儿身上，造成胎儿体重减轻或早产。

程医生的叮咛：

尽管定期洁牙等口腔保健的方法只能维持病症不发作，不能彻底治疗牙周炎，但我依然建议每半年定期洁牙一次。因为牙周炎一旦形成，只会不断地发展。牙槽骨是牙齿的重要支持结构，"留得青山在，不怕没柴烧"，及时去除牙结石后可以很好地保持现有牙槽骨的高度，让牙槽骨维持现状或减缓吸收。

5. 牙齿的日常保护

职业生涯 14 年，我经常看到成年人因为护牙意识和知识的缺乏导致要拔牙、根管治疗（俗称"杀牙神经"）、种植牙等，不仅需要花费大量的时间，还会带来沉重的经济负担。其实了解通俗易懂的护牙知识，定期检查口腔，很多问题可以提前预防或在病症出现早期及时治疗，投入较少的精力和金钱也可以拥有一口健康的牙齿。

我有幸到很多发达国家的诊所参观，看到政府、医疗机构、医生和顾客在口腔预防和保健的重视程度上高度一致。很多国家有完善的医疗保障体系，会提供专款给公民定期检查口腔并洁牙；医疗机构会专门设置训练有素的洁牙师洁牙，并给予详细的口腔健康宣教。我曾经在日本参观一家以儿童治疗为主的诊所，孩子们成年后每3个月就会到诊所洁牙，这种习惯坚持了一辈子，这群人中很少有人蛀牙，更难发现有拔牙或种植牙的需求。因为定期的看诊，治疗时间较短，他们不再害怕看牙，还和医生们建立了深厚的友谊。

口腔保健其实很简单，难就难在能否每天坚持。

（1）坚持用正确的方式早晚刷牙

引起蛀牙最重要的两个因素是牙菌斑和软垢，这些物质通过刷牙可以去除大部分。刷牙还能起到按摩牙龈，促进牙龈血液循环，提高牙体周围组织防御能力的作用。"好好刷牙"是牙医帮顾客看完牙后经常嘱咐的话，可这常常是一句"正确的废话"。你知道吗？中国95%以上的人不知道正确的刷牙方法，大多数人都习惯性横着刷牙，同时为了刷干净很多人喜欢大力刷，有的成年男性牙刷经常一周就要更换。也有一些顾客知道标准的刷牙方法是"贝氏刷牙法"，但还是喜欢用自己简单的方式刷。

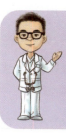

程医生的叮咛：

因为有的人工作忙碌，或孩子学习紧张，太疲倦，常常忽略了晚上刷牙，殊不知这为细菌繁殖提供了很好的条件。白天唾液的分泌以及进食喝水等行为，对于牙齿有保护性的清洁和冲刷的作用。而到了夜间，唾液分泌减少，自洁作用减弱，进食和喝水也减少，冲刷效果也减弱，若牙齿没能得到很好的清洁，细菌乘虚而入，容易导致蛀牙。

牙医只能帮忙解决牙齿出现的各种病痛，虽然也可以告诉你口腔护理的方法，可牙齿的健康离不开自己每天的悉心维护，善于解决问题永远比不上避免问题，坚持用最正确的方法刷牙才是最佳的护牙方法。首先，要选择小刷头、软刷毛的牙刷，这样的牙刷对牙齿没有太多机械性的损害，小刷头可以方便灵活的刷到后面大牙难以刷到的部位；其次，刷牙千万不要太用力，因为牙齿上面的软垢是可以很轻松地刷掉的，也不要横向刷牙；最后，坚持每天早晚刷牙，每次刷牙至少两分钟，顺便将舌头清洁一下。认真、规范刷牙是很重要的。

大多数孩子用手动牙刷时喜欢用力横着刷，觉得这样刷简单，但这种方法不仅刷不干净，反而会产生很多副作用。第一，损伤牙龈。横着大力刷牙会导致牙龈不可逆的退缩。早期会有刷牙出血的症状，久而久之机械力的摩擦会使牙龈退缩，牙根暴露，牙齿会出现酸软的症状。第二，导致牙齿缺损。长期大力横着刷牙会导致牙齿缺损，虽然牙齿足够坚硬，可是滴水可以穿石，长期作用下，再坚硬的牙齿也经不起每天大力刷，最终导致牙齿缺损。第三，无法有效地去除牙菌斑。牙菌斑大多生长在龈沟内，大力横着刷牙无法使刷毛进入龈沟，就不能有效地去除菌斑。

"贝氏刷牙法"是目前国际公认最能清洁牙齿和牙周的方法，那什么是"贝氏刷牙法"呢？

第一，选择合适的牙刷。青少年建议选择小刷头和软刷毛。小刷头可以非常灵活地进入牙齿各个难刷的部位，清洁较彻底；牙齿表面的软垢仅需软刷毛就可以完全刷干净，同时软刷毛深入龈沟后对牙龈也不会造成任何的损害。

第二，正确握牙刷。用比"赞"的手势握好牙刷柄（见图2-8），拇指前伸抵住牙刷，这种手法有时容易导致刷牙力量过大，尤其是男性，所以手指在刷牙柄的位置要适中，力量以握稳牙刷为准。

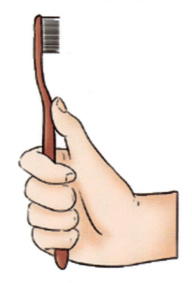

图2-8　比"赞"的手势握好牙刷柄

也有一些青少年喜欢用握笔的方式手持牙刷，这种方法的好处是力量相对轻柔，缺点是不能很好地使用贝氏刷牙方法，需要不断地练习。

第三，刷牙的顺序。依照一定的顺序（见图2-9），从牙齿一侧刷到另外一侧，这样才不会有牙齿被遗漏，记住刷到最后一颗大牙时，一定要更加用心仔细地刷。很多人常常因为刷牙没刷到很多大牙，最后过早地形成蛀牙。

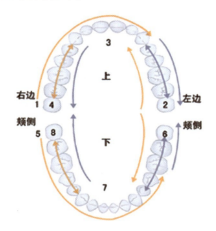

图 2 - 9 按一定顺序刷牙，避免遗漏

第四，刷毛的正确位置。将刷毛对准牙齿与牙龈的交界处（见图 2 - 10），牙刷刷毛要同时刷到一部分的牙龈和一部分的牙齿，刷上排牙齿时刷毛向上，刷下排牙齿时刷毛朝下，有家长担心刷毛会损伤牙龈，但现在的刷毛大多偏软，对健康的牙龈没有任何的损伤。反而刷牙时没有刷到牙龈，会造成牙菌斑堆积在牙齿和牙龈交接处，

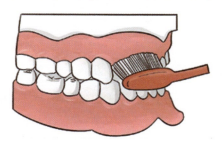

图 2 - 10 刷毛对准牙齿与牙龈交界处

导致牙龈炎、牙周病与蛀牙。

第五，牙刷与牙齿呈 45°～60°角。刷上排牙齿外侧面时将刷毛朝上与牙齿呈 45°～60°角（见图 2 - 11），刷下排牙齿外侧面时将刷毛朝下成 45°～60°角。刷牙时将刷毛向牙龈处轻压，贴近牙面，两颗两颗来回刷，此动作可以让刷毛深入牙龈沟里清洁牙周与牙齿的部分，若直接对着牙齿刷，牙周清洁效果差，不能有效地去除牙菌斑。

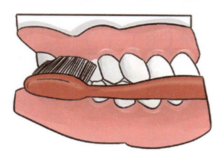

图 2 - 11　牙刷与牙齿呈 45°～60°角

第六，水平方向两颗来回刷。刷牙时以水平方向两颗两颗牙来回刷，每两颗牙齿刷至少 10 次，切记不可一次刷一整排牙齿，这样容易损伤牙龈与牙齿（见图 2 - 12）。

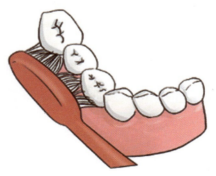

图 2 - 12　水平方向两颗牙来回刷

第七，刷牙齿内侧。刷牙齿内侧时，刷毛与牙齿呈45°～60°角，两颗两颗来回刷，以清洁牙龈与牙齿（见图2－13）。

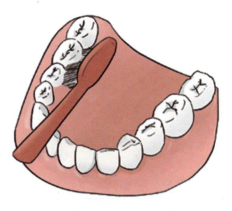

图2－13　刷牙齿内侧也是牙刷与牙齿呈45°～60°角

程医生的叮咛：

　　下颌磨牙内侧的位置最难刷干净，容易因为有舌头的障碍感到恶心而不易清洁，记得要放轻松，练习用鼻子呼吸，避开舌头，刷到牙齿和牙龈交界处才可以，同时最后一颗大牙的最里面也需要用心刷。

第八，刷牙齿的咬合面。刷牙齿咬合面时比较容易，刷毛与牙齿表面成直角，同样是两颗两颗来回刷，每颗牙齿大约刷10次（见图2－14）。

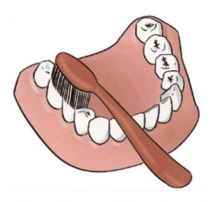

图 2 - 14　刷咬合面时，刷毛与牙齿表面成直角

第九，刷前牙内侧。刷前牙内侧时将牙刷刷头打直，变成上下刷，而非水平方向刷（见图 2 - 15）。若仍水平方向刷，容易因为前牙内侧空间不够。牙刷移动不便而清洁不干净。

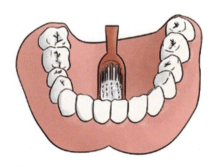

图 2 - 15　刷前牙内侧时，将牙刷刷头打直上下刷

第十，舌头也要刷。舌头聚集了大量的细菌，口腔异味的产生多是因为舌头上的细菌产酸发酵，所以牙齿刷完以后，记得清洁舌头表面。

刷牙后要清洁牙刷，把牙刷放在通风的地方，家人不能共用牙刷，牙刷使用 2 ~ 3 个月就要更换。市面上有很多牙刷的刷毛有颜色提示，2~3个月后颜色会变淡，提示要更换新牙刷。

（2）关于电动牙刷

对于手动刷牙方法使用困难的家长或孩子，建议使用电动牙刷。孩子3岁以后，乳牙已经全部萌出并且牙根较牢固，家长可以为孩子购买电动牙刷，这种牙刷刷头小，刷柄较成人电动牙刷长，方便父母和孩子一起握持，引导孩子正确刷牙。电动牙刷相较于手动牙刷有至少两个好处：第一，保证刷牙时间。牙医推荐刷牙不能低于两分钟，电动牙刷有计时功能，打开开关后开始刷牙，直到牙刷震动停止，可是使用手动牙刷很难知道刷牙有多长时间，会受自己的情绪和状态影响，无法精确把握时间。第二，大多品牌的电动牙刷都是超声振动或旋转，使用起来非常方便，可以非常高效地清洁牙齿表面，这样就不会因为受情绪、状态和方法等影响刷牙质量。但使用电动牙刷时力量不能太大，以免伤到牙齿表面最坚硬的牙釉质，有些电动牙刷有力量感应功能，力量太大会发出警报。

临床研究表明，正确使用手动或电动牙刷都可有效地清洁牙菌斑。电动牙刷因为单位时间刷牙次数多较省时，手法较简单，提高了很多人的购买兴趣（见图2-16）。但不可否认手动牙刷因为具有价格低廉、方便携带、不需维修更换配件等特点，成为家庭不可或缺的必备日用消耗品，也不像电动牙刷得受制于电力和刷头才可正常使用。因此我建议还是先练好正确的手动牙刷刷牙方法，这样在使用电动牙刷时才能得心应手。电动牙刷最大的便利在于增加了刷频率，但口腔难刷到的部位，手动牙刷因为小巧更具优势。

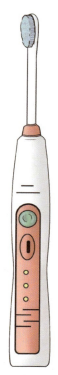

图 2 - 16　成人电动牙刷

程医生的叮咛：

如果选择电动牙刷，我提供以下选购建议：第一，刷柄轻巧易握，刷头圆弧设计，大小适中（每次刷 1 ~ 2 颗牙，可轻易刷到后牙的后侧）。第二，信誉佳的电动牙刷品牌，经销商普及，有完善的售后服务。第三，方便充电，方便携带。第四，充电后使用时间长，防水性能佳，不漏电。第五，价格合理，配件经济。

有一天，一位成年男性顾客因牙痛找我看诊，检查后发现牙齿已经折断，问询后才了解因其过分重视牙齿的健康，每天饭后用不正确的刷牙方式刷牙，导致这颗牙齿被刷断。原来顾客喜欢横向刷牙并且刷牙时很大力，以为横向用力刷牙才能刷得很干净，牙刷基本上每周要换一只，因为刷毛已经"开花"无法使用。这种因为"爱惜牙齿"而导致牙齿缺损的方法实在叫人遗憾，牙齿表面的牙菌斑和软垢是完全可以通过轻柔的方法去除的，千万不要以对牙齿"有仇"的力道刷牙。

　　除了手动和电动牙刷，根据不同的牙齿状况，我们还提出各种类型的牙齿护理工具，比如针对牙周炎有邻间刷和单束刷，牙齿矫正时有专门的正畸牙刷，等等（见图 2 - 17）。

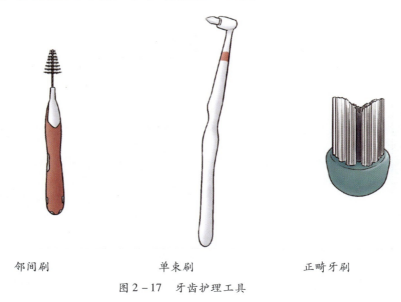

邻间刷　　　　　　　　单束刷　　　　　　　　正畸牙刷

图 2 - 17　牙齿护理工具

程医生的叮咛：

很多人以为刷牙横着刷牙才刷得干净，其实这样只会伤害牙龈，长久以来甚至可能会导致牙龈萎缩。因此，刷毛一定要倾斜放入牙龈沟中，水平颤动。请记住，工具不重要，使用工具的人和方法最重要。

（3）关于漱口水

一类漱口水中有一种成分已经获得美国食品药物管理局的认可，即葡萄糖酸氯己定（Chlorhexidine Gluconate），它在一定 pH 值及酒精浓度下，可以有效地控制牙菌斑的生长及降低牙龈炎发生的可能性；另一类是含有酒精的漱口水，这两种成分都被证实在控制牙菌斑及牙龈炎上有一定效果。漱口水在生活中可以辅助清洁牙齿，但是切记不能只用漱口水，而是应该在做好牙齿清洁后再使用漱口，使漱口水形成牙齿表面的保护膜，让牙菌斑不容易附着。

现在很多白领会在包里放一瓶漱口水，重视口腔健康是很值得提倡的，漱口水可以在不方便刷牙的情况下帮助清洁牙齿，改善口气，可是漱口水和口香糖一样不能代替刷牙。长期使用含有抗生素的漱口水会导致口腔菌群失调，反而不利于口腔健康。因此，在选择漱口水时要注意成分，并且不要过分依赖漱口水带来的功效。

程医生的叮咛：

漱口水不建议长期使用，这是因为：第一，长期使用漱口水，会造成口腔环境变化，漱口水会全面杀菌，同时也抑制了口腔正常细菌的生长，容易使菌群不平衡。第二，漱口水会影响舌头的味觉能力，长期使用会连带影响到嗅觉的正常运作。第三，长期使用漱口水会影响口腔的酸碱环境，使钙和磷的结晶容易形成，反而更容易造成牙结石的累积。第四，长期使用漱口水会造成牙齿染色，在牙齿表面上会呈现浅褐色，而在牙缝是深褐色的色素沉着，有些类似长期抽烟与喝咖啡的牙齿颜色。

（4）关于牙膏

我们从小就被教育刷牙时应该用牙膏，于是这种观念根深蒂固，好像不用牙膏就一定刷不干净。其实这个观念不太正确，有医学研究报告指出，用不用牙膏的清洁效果其实没有明显的差异。那这是否表示以后刷牙都不必用牙膏呢？这也未必，因为使用牙膏还有其他效果。牙膏主要含有表面活性剂、甘油、磷酸钙、芳香剂和摩擦剂，刷牙时利用细小的颗粒摩擦，可以辅助牙刷把牙齿表面刷干净并保持口腔清新。

牙膏除了基本的清洁功能外，有的牙膏会有添加物，例如氟化物，长期微量的使用，的确可以起到防蛀牙的目的；有的牙膏添加硝酸钾，变成具有抗敏感功能的牙膏；有的牙膏会加入漱口水配方，号称能有效杀灭口腔内的致病菌；有的加入一些漂白药剂，号称可以美白牙齿，还有一些牙膏加入中草药萃取物或蜂胶，就成了治疗牙周病的牙膏。

牙膏并非越贵越好。市面上的牙膏品种琳琅满目，商家号称有很多神奇的功能，美白或消炎等。相信很多人用完后会有些失望，所以不要太相信广告，其实牙膏只要含氟就可以了。氟可以有效地防龋，长期使用可以让牙齿更坚固，而市面上绝大多数牙膏都含氟，所以选择一支普通牙膏就可以把牙齿刷得很干净。当然可以每一种牙膏都买来试试，挑选的原则是自己用得习惯，味道能接受，不要太刺激，也不要内含颗粒太大，像市面上有一种牙粉因为颗粒太粗，很可能造成牙齿的磨耗。

牙膏并非挤得多效果就好。许多广告都是将牙膏的量挤出约与牙刷刷头等长，其实这样的用量太多了（见图 2 - 18），多数的时候，牙膏不是掉在洗手池就是无法有效被利用而产生浪费。牙膏必须与刷毛作用起泡沫，才能产生最大效果，所以我建议将牙膏挤进刷毛内，不但不会浪费，还可以加速泡沫的产生。

程医生的叮咛：

牙膏不重要，刷牙方法才是重要的。很多国人喜欢用大量牙膏刷出丰富的泡沫，才觉得牙齿刷得很干净。我在国外学习期间发现很多牙膏虽然并没有产生很多泡沫，但同样刷得很干净。

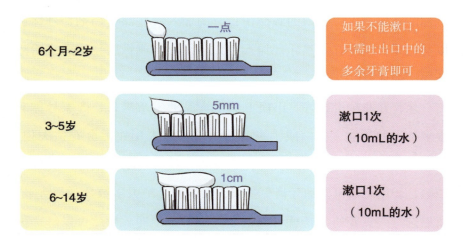

图 2-18   不同年龄孩子刷牙牙膏的使用量

6. 使用含氟牙膏对孩子身体有害吗

有些父母会帮孩子购买儿童牙膏，成人牙膏与儿童牙膏最大的不同是儿童牙膏添加了香甜的水果香料，可以增加孩子刷牙的兴趣，牙膏会有微量的摩擦剂和芳香剂，对去除软垢和保持口腔清新有一定的帮助。3岁以下的孩子不具备漱口能力，有误吞牙膏的风险，因此建议3岁以上的孩子才可以用含氟牙膏。很多家长担心孩子由于误吞的含氟牙膏会存在中毒的风险，这个请家长放心，牙膏里面的含氟量是非常小的，这些剂量即使孩子误吞，也不会引起氟中毒。氟是很好地预防牙齿龋病的元素，所以在孩子还没有建立刷牙习惯和意识之前，可以让孩子使用含氟牙膏。

7. 刷牙以后马上用牙线

不要误以为刷牙可以预防一切牙齿问题，刷牙只能清洁85%的牙面，剩余15%牙面的菌斑软垢是无法通过刷牙去除的，即使用再正确的方法刷牙，我们刷牙只能刷到牙齿的两到三个面，两颗牙相邻接的地方是无法通过牙刷进行清洁的。我在工作中发现蛀牙有近一半是两颗相邻牙牙缝的牙齿一同蛀牙，医学上称为"邻面龋"。这种蛀牙不仅危害大，而且往往不易发现，大多是由医生口腔检查时发现，即使补起来也很容易再次脱落（见图 2 - 19）。还有很多是因为有疼痛才急急忙忙找医生，这时很有可能已经伤到牙神经需要做根管治疗，那么如何避免这种情况呢？就是每天用牙线。

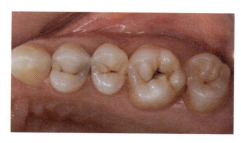

图 2 - 19　右边四颗牙齿很明显都有不同程度的蛀牙，但注意左数第二颗和第三颗之间发暗区域的牙齿，这就是邻面龋，很隐蔽

牙线主要是尼龙线，有些添加了食用蜡和芳香剂，方便我们使用并清新口气。就是这样一根尼龙线能帮助我们避免牙齿邻面患龋病，要知道邻面的蛀牙是最不容易被医生发现的。牙线的原理是借助牙齿生理性的弹性，让超细顺滑的牙线弹入牙齿之间，对牙齿没有任何损害，可以放心使用。牙线的使用需要双手的配合，刚开始可能很难顺利进入每个牙缝之间，所以请记得用轻柔的拉锯式方式使牙线缓缓进入牙缝，多多练习就一定能掌握方法。

市面上有两种牙线：一种是一卷卷的牙线，含食用蜡，方便进入牙齿间隙，有很多口味选择，顺便帮助清新口腔，大多牙医首选这种，只是初学者会觉得比较困难；另一种是带棒的牙线，使用方便，对于初学者来说也是不错的选择，且方便携带，只是要注意牙线一定要质量好的单股尼龙线，有些牙线较粗，使用时容易撕断和产生缝隙，购买前需要认真鉴别（见图 2–20）。

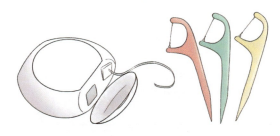

图 2–20　牙线和牙线棒

有些人会觉得使用牙线很麻烦，不方便，其实只要反复练习，使用牙线并非难事。一般来说，10 岁以下的儿童由于手部力量还不足，需要家长帮忙使用牙线，程医生建议至少每天睡前使用一次牙线来清洁牙缝，最好每次饭后使用牙线。10 岁以后的儿童手部力量充足、肌肉发育渐渐成熟，就可以开始学习自己使用牙线。

牙线的正确使用方法如下：

第一，取一段半臂长的牙线，约 25cm，这样的牙线缠绕到手指后，绕一圈松一圈，方便多次使用。

第二，将牙线绕在两手的中指上，至少绕两三圈，固定牙线，注意缠绕的力量不宜过紧，防止手指瘀血，拇指和食指伸直，其余手指握紧（见图 2–21）。

第三，绕线完成后，翻转手掌，将两手的拇指相对，食指与拇

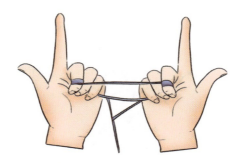

图 2 - 21　正确的绕线方法

指呈 90°角，牙线紧绷后两拇指可轻触的长度即为所需的牙线长度。若牙线绷紧后拇指无法接触则表示牙线过长，若牙线绷紧后，拇指互相推挤则表示牙线过短，这两种情况都需要重新调整牙线的操作长度（见图 2 - 22）。

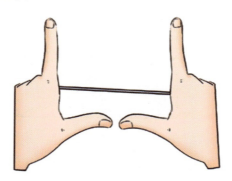

图 2 - 22　正确的使用长度

第四，用牙线清洁前牙区时，用一手的拇指与另一手的食指紧绷牙线，两指指甲相对，相距约 1cm（见图 2 - 23）。

第五，确保牙缝两边清洁干净，将牙线放入牙龈和牙齿的交接处时，食指在口内，拇指在口外，牙线需绷紧，呈"C"字形，上下刮牙缝的左右两个相邻面。大部分人使用牙线只是将食物残渣剔

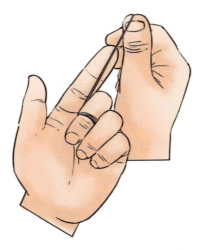

图 2-23　前牙区牙线使用方法

掉，没有落实"刮"牙面的动作，肉眼看不见的牙菌斑仍然堆积在牙缝中，清洁效果大打折扣（见图 2-24）。

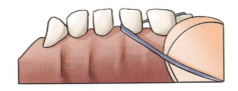

图 2-24　前牙牙线呈"C"字形上下刮牙缝

第六，清洁后牙区时，改用两手食指紧绷牙线，同样把手指打直，才能够到后牙的牙缝（见图 2-25）。

第七，刮牙齿时牙线要略呈"C"字形，稍微包住一侧的牙齿，使牙齿与牙线的接触面加大，彻底去除牙缝之间的牙菌斑（见图2-26）。

就像有电动牙刷替代手动牙刷一样，市面上还有一种可以替代手动牙线的机器，叫作冲牙器，利用瞬间压缩空气产生压力的作用

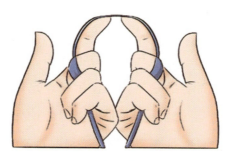

图 2－25　后牙区牙线使用方法

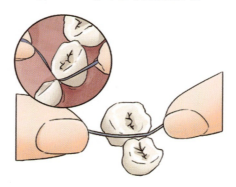

图 2－26　后牙牙线也要呈"C"字形上下刮牙缝

去除牙缝中的牙菌斑和残留食物，环保高效，对于使用牙线困难的青少年和家长是不错的选择。

程医生的叮咛：

　　恒牙萌出后就要经常使用牙线，而很多人有食物嵌塞时才会用，这是错误的观念。建议饭后使用牙线，并且每个牙缝都需要过牙线，相邻牙齿侧面的两个面都要过到。牙线的原理是通过牙齿的生理动度和弹性进入牙缝清洁，长期使用对牙齿没有任何损害，可是关于牙线的知识并没有大量普及。而大大小小的餐厅里会为顾客提供牙签，请大家千万不要使用，因为牙签本身不环保，且制作过程中是否消毒让人存疑，最重要的是牙签的使用原理是用一种强行的楔力把牙齿撑开一条缝后清洁牙齿，长期使用会让牙缝越来越大且一直存在，越来越容易塞东西，最后会形成一种恶性循环。

8. 牙齿保健的预防工作

（1）小朋友需要定期涂氟

小儿"涂氟"和"窝沟封闭"是对牙齿的双重防护，氟化物对于预防蛀牙的效果早已得到证实，所以有的国家会推行饮水加氟，减少儿童的蛀牙率。牙齿涂氟就是牙科医生用一种含氟的物质，对每一颗牙齿表面进行氟化处理。经研究发现，氟离子会取代牙齿表面一种氢氧离子，结合成另一种氟化钠酸钙，既具有抗酸蚀能力，又能让导致蛀牙的细菌不易附着在牙齿表面，减少了蛀牙的产生，适合 3~11 岁孩子，原则上只要孩子能接受牙齿治疗就可以开始涂氟，对于易患龋的部分成年人同样推荐，经过这种处理后，氟化物可抑制口腔中的细菌生长，同时阻止它们对牙齿、齿缝中的残余食物进行发酵。因此，清除牙齿钙质腐蚀的酸性物质，还有助于修复刚有脱钙迹象的牙齿。这是一种预防龋齿非常有效的方法，在国外早就开展多年了，已成为一种常规的儿童牙齿保健的方法。

①牙齿涂氟的益处

第一，坚固牙齿。对宝宝刚萌出的牙齿加强钙化，使它们变得坚固，可预防牙齿发生不完全钙化。

第二，修复蛀牙。如果宝宝的小乳牙发生早期龋齿，涂氟后可有再钙化的作用修复龋齿，也可减少治疗牙齿的费用。但如果蛀牙已经形成龋洞，则无法通过涂氟或窝沟封闭来治疗，必须补牙了。

第三，减少过敏。有很多宝宝的牙齿对冷、热、酸等味道的食物过敏，经过涂氟，可防止牙本质发生过敏。婴儿出牙后至14岁都属于龋齿的高危险期，尤其是6～12岁。由于3岁以前的儿童不能和牙医配合，所以我建议儿童从3岁起，每半年到牙科做定期回诊，同时做全口牙齿涂氟，直至14岁。其中家族有蛀牙遗传史、喜欢吃甜食或存在经常蛀牙等牙齿问题的孩子，需要每3个月便涂氟一次。这样，便可降低50%～75%的龋齿发生率。

②牙齿涂氟的方法

牙科医生将带有果味的氟化物涂到牙齿表面，每次只需1分钟，不会让宝宝有任何痛苦，特别是对刚长出的牙齿效果更佳。涂氟后半小时内，宝宝不要喝水、喝饮料以及吃东西、漱口，当天可不刷牙。牙齿涂氟必须去牙科，医生对牙齿做严格、彻底地清洁后，才可以涂氟。

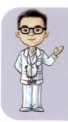

程医生的叮咛：

凡事过犹不及，氟的补充也是如此，在家用含氟牙膏和定期到诊所涂氟就不需要额外的氟保护剂了。现在少数偏远地区因为当地饮水氟浓度超标，当地人多有氟斑牙，表现在牙齿表面呈白垩色或咖啡色的白色斑块状，牙齿质地疏松，不耐磨，严重影响牙齿的健康和美观。

（2）窝沟封闭

①什么是窝沟封闭

窝沟封闭是一种很好的预防龋齿的方法，主要针对后面咀嚼的大牙，不去除牙体组织，使用对人体无害的材料涂布在牙齿的点隙窝沟上，保护牙齿不受细菌及代谢产物侵蚀，形成有效的保护屏障，是预防龋病发生的有效方法（见图2－27）。不同年龄段，可给不同牙齿做窝沟封闭：3～4岁的孩子，可封闭乳磨牙；6～9岁的孩子，可封闭第一恒磨牙（六龄牙）；12～15岁的孩子，可封闭第二恒磨牙。

窝沟封闭过程

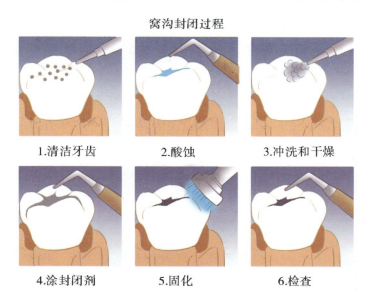

1.清洁牙齿　　2.酸蚀　　3.冲洗和干燥

4.涂封闭剂　　5.固化　　6.检查

图2－27　大牙表面有很深的窝沟，极不平整，很容易藏污纳垢，做完窝沟封闭后牙齿窝沟被充填材料填充好，容易清洁

②哪些人适合做窝沟封闭

窝沟封闭最佳时机是在牙齿完全萌出尚未发生龋坏时，如果已经龋坏，只能补牙，这需要磨出蛀掉的牙齿，对刚长出的牙齿是一种不可逆的损害。乳牙在两岁半左右会完全萌出，后面一共四颗大牙具有很重要的咀嚼功能，可是往往因为靠后牙齿表面有比较深的窝沟，家长或者孩子不容易刷到，而这四颗牙齿要陪伴孩子大约十年的时间。因此希望家长关注孩子的年龄，及时预约时间给孩子做窝沟封闭。前面的牙齿因为没有咬合面较深的窝沟，同时刷牙比较方便，故不需要做窝沟封闭。

窝沟封闭就像打预防针一样重要，我建议这个项目要和预防针一样成为适龄孩子常规进行的预防方法。很多家长对此不重视而忽略了，好在现在国家开始投入精力做广泛科普，并组织卫生医疗机构进校园开展窝沟封闭的治疗。从我多次进校园开展科普讲座调查得知，目前仅有不到 1/3 的孩子在学校或诊所做了窝沟封闭，普及率还是偏低。另外要强调的是做完窝沟封闭后并不是一劳永逸，孩子在咀嚼的过程中很容易导致封闭剂脱落，需要定期检查，脱落且有残留的窝沟封闭剂更容易导致蛀牙的产生。

③做了窝沟封闭就不会蛀牙了吗

小易今年 13 岁，准备出国留学，家长带他来找我做口腔检查，小易没有看牙经历，只是在念小学时学校组织过窝沟封闭治疗，孩子以为做完后可以高枕无忧，因此晚上没有刷牙的习惯，牙齿经常出血（见图 2-28）。这次检查发现小易的牙齿很整齐，牙齿质地也很好，可是牙龈明显炎症，牙齿表面有很多软垢和牙结石，下面的牙齿能看到大牙有做过窝沟封闭，可是有一侧做过窝沟封闭的牙齿已经有很严重的蛀牙，拍 X 光片后发现牙齿已经伤到牙神经，必须做杀牙神经的治疗，并且成年后需要及时做保护性的牙套（见图2－29）。因此，窝沟封闭虽然是很好的龋齿预防方法，但不代表不会蛀牙，只是会减少蛀牙概率，依然需要父母在家认真督促孩子好好刷牙，同时必须定期复查，发现窝沟封闭材料脱落后必须及时再填补上。

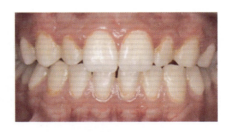

图2－28　孩子晚上没有刷牙习惯，牙龈明显肿胀，容易出血

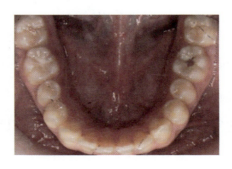

图2－29　左侧大牙表面有白色窝沟封闭剂，右侧大牙窝沟封闭剂脱落且没有认真做好刷牙等口腔护理，导致蛀牙

程医生的叮咛：

我们吃饭的大牙表面不是光滑平整的，而是有很深的窝沟，就像连绵起伏的山脉，有山峰和山谷，很多细菌就喜欢聚集在"山谷"里，如果没有及时刷牙，就很容易蛀牙，窝沟封闭可以起到很好的预防作用（见图2-30）。很多家长以为做窝沟封闭的时间是6岁换"六龄牙"时，这个不全对，孩子在换完乳磨牙和第二颗大牙时也要做窝沟封闭，这样可以全程保护好孩子吃饭咀嚼的功能牙最大限度地不受蛀牙的侵害。

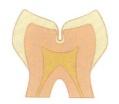 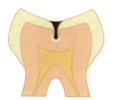

窝沟封闭术前　　　　窝沟封闭术后

图2-30　窝沟封闭前后的牙齿变化

（3）定期洁牙

洁牙是除了每天在家刷牙和使用牙线外很重要的口腔保健方法，需要在诊所由专业医生治疗，是预防牙齿松动和脱落的最基本方法。目前普及度不高，甚至很多洁过牙的人对此还有一些误解，但随着生活水平的提高，洁牙已被越来越多的人接受，北上广深等一线城市的年轻人已有很多开始主动要求洁牙并定期洁牙，武汉这样的二线城市在医生的耐心沟通下，也有越来越多的人知道洁牙的重要性并定期洁牙。

对于牙齿大部分牙面，牙刷和牙线都能清洁到，我们称之为自洁区，可有些牙齿部位会因为牙齿表面结构复杂、牙齿排列不齐或刷牙不认真而聚集了牙结石，尤其是下前牙的内侧。牙结石是细菌和食物长时间在牙齿隐蔽部位沉积后钙化的产物，需要定期去除，否则容易引起牙龈出血、口腔异味，长时间未去除容易导致牙槽骨吸收和牙龈退缩，表现在牙齿比正常牙稍长、牙齿松动或脱落。因此牙结石对牙齿健康危害极大，且无论如何刷牙和使用牙线，牙结石一定会沉积，建议成年后每半年就要定期洁牙。

程医生的叮咛：

有一些洗过牙的顾客会发现洗完牙齿后更容易长牙结石了，这是因为牙齿抛光不够彻底，导致牙面粗糙，更容易聚集牙菌斑和牙结石，因此我们需要到正规的医疗机构洁牙，洁牙对医生技术要求不高，重要的是医生的态度以及是否有耐心。

①牙菌斑

牙菌斑是指黏附于牙齿表面、牙齿之间以及修复体表面的微生物群，和软垢一起长时间未去除后就形成牙结石，它在牙齿表面黏附非常紧密，又无法看见，因此不能用漱口冲洗等方式去除，必须要依靠刷牙和牙线清除。

口腔本身就是一个带菌的环境，所以牙菌斑在去除以后还会不断地在牙面重新形成。经专家研究，牙菌斑是牙周病的始动因子，是引起牙周炎的主要致病因素，它充当了细菌的"保护伞"，使细菌能够抵抗牙齿的防御功能、抗生素等的杀灭作用而自由繁殖。如果任其发展，十几个小时后就开始损伤其附着的牙齿和牙龈了，因此保证早晚两次刷牙十分重要。

②牙结石

大家都知道肾结石，却很少有人知道牙结石。牙结石是沉积在牙面上的矿化的菌斑，与牙齿附着很紧，一般刷牙刷不掉，必须用专用的器械才能剔除掉。根据其沉积的部位的性质，又分为牙龈上的结石和牙龈下的结石两种。我们所说的洁牙，是指去除牙龈上的结石，这种牙结石用肉眼可以直接看到，一般体积较大，质地较松软，呈黄色或白色，也可以经由吸烟或色素沉着而变深色，在靠近牙龈处沉积较多，特别在大唾液腺导管开口相对处，如上颌磨牙靠近脸的一侧和下颌前牙的舌侧沉积更多。这是因为牙龈上的结石无机盐，主要来源于唾液中的钙磷等矿物质，有点类似于水垢的形成，有唾液腺的地方唾液分泌丰富，牙结石容易沉积。牙龈下的结石位于牙龈以下，肉眼不能直视，必须由医生用专门的器械探查，方能知道沉积部位和沉积量，体积小而硬，呈褐色或黑色，比牙龈上的结石附着更紧密，牙龈下的结石主要是龈沟液和渗出物提供矿物盐。

程医生的叮咛：

牙结石是导致牙周炎的主要因素，很多人以为洁牙就可以避免牙周炎，其实导致牙周炎的不是牙龈上的结石，而是肉眼无法看见的牙龈下的结石，这些结石会吸附在牙根表面，长期存在会导致炎症而刺激牙槽骨吸收，随之牙龈开始退缩，牙冠显得过长，牙齿松动直到最后脱落。龈下牙结石质地较硬且非常隐蔽，需要彻底地牙周治疗才能有效去除。

③牙龈出血

有时我们在啃苹果的时候会发现牙齿咬在苹果上面有血渍，在刷牙的时候，如果牙龈总是出血，甚至轻轻一碰就出血，有人觉得是上火，其实中医说的"上火"就是西医说的炎症。牙周有炎症，多数情况是因为牙齿周围有脏东西或多余的东西，比如牙菌斑和牙结石，或不好的充填体等，它们长时间刺激了牙龈，使牙龈充血红肿容易出血，尤其是激素水平变化的青少年和孕妇更容易出现牙周炎。一般来说，通过完善的牙周治疗和去除局部的因素，牙龈出血能够明显缓解，最后出血消失。

④牙龈炎

牙龈炎主要是局限于牙龈组织的炎症性病变，一般不累及深部的牙周组织，也就是还没有发生牙槽骨质的破坏，刷牙或咬硬物出血常是因为牙龈炎就诊的顾客的主要症状。其临床表现为牙龈的炎症，包括牙龈红肿、一碰就出血。因此很多人只能用很轻的力量刷牙，起不到去掉牙菌斑和软垢的作用，久而久之加重牙齿炎症，于是刷牙更加轻，如此恶性循环……

在这一阶段通过基础的洗牙彻底清除菌斑和牙石，牙龈的炎症可以在一周左右消退，治疗效果很好，病变可以完全恢复，然后每天在家保持正常刷牙，牙结石大多在半年左右会再次沉积。瑞典科学家的研究发现，牙龈炎会导致动脉硬化，容易诱发心血管疾病，因此我建议半年一次洁牙。对于牙龈炎症状较重的顾客，医生会配合局部药物的治疗，一般不需要全身应用抗生素。然而需要注意的是，牙龈炎应当保持好口腔卫生，并定期复查和治疗，才能保持疗效，防止复发，如果在这一阶段牙龈炎未能得到控制，很有可能发展为牙周炎。

⑤关于洁牙的几个误区

有顾客抱怨洁牙后牙齿很不舒服，容易更快地长牙结石、牙齿会酸痛、有牙缝等。我要说明的是洗牙一定要到正规的医疗机构进行，洗牙除了需要技术，更需要医生的耐心，洗牙不当，的确会产生一些副作用，但绝大多数的问题是我们对洗牙的认识不足，我在这里先整理出常见的几个误区供大家参考。

第一，洗牙是在磨牙齿吗？有些人认为洗牙会对牙齿造成破坏，损伤牙齿表面的牙质，是在磨牙，所以很排斥。其实这种担心是没有必要的，现在临床上多采用超声波洁牙，利用超声震荡把牙结石震下来，对牙齿不会造成破坏。因此，装有心脏起搏器的人不宜洗牙；严重的心脏病、甲状腺功能亢进者一般不宜洗牙；对于妊娠期的妈妈，如因病情需要，可择期在妊娠4~6个月洁牙；口服阿司匹林药物的，应该在停药一周后再做洁牙，因为阿司匹林药物有抗凝血的作用。

第二，洗完牙后牙齿为什么会酸软？洗完牙后牙根暴露于口腔环境，对于冷热刺激和机械刺激敏感，因此牙周治疗后的两三天内应当进食常温的食物，避免冷热刺激引起的不适。一般而言，这种不适感在两周左右自行消退，不需要特殊治疗。如果症状严重，也可以使用脱敏牙膏缓解，使用时注意在刷牙和用牙线后将脱敏牙膏涂抹于敏感部位，揉搓两分钟。如果长期存在敏感的情况，应当考虑其他原因，比如蛀牙。

第三，洗完牙后牙齿为什么松动了？洗牙是防止牙齿松动的，不会导致牙齿松动，这种情况一般发生在中度和重度的牙周炎基础上。在洗牙前，牙齿周围的牙结石如同水泥一样，将相邻的牙齿盖得严严实实，绑成一个整体，似乎很结实，掩盖了早已松动的假象，因此顾客会感觉不明显，而洗牙将这种"水泥"去除后，顾客感觉到了牙齿的松动，除了过度松动的牙齿需要拔除以外，对于明显松动但仍有保留价值的前牙，可以进行松动牙固定，其余牙齿无须特殊处理，经过完善的牙周治疗后，牙齿的松动度会略有恢复，但是牙齿周围已经破坏的骨质是无法恢复了，因此牙周炎应当尽早治疗。这时，有顾客就会问，既然洁完牙牙齿会松，那为什么还要洁牙呢？这是因为如果没有及时洁牙，牙齿会加快松动和脱落，定期洁牙会稳定或延缓牙齿松动。

第四，洗牙可以让牙齿变白吗？洗牙主要是清洁牙菌斑、牙结石和色素等牙齿表面物质，而牙齿颜色问题主要集中在四环素牙、氟斑牙以及长时间接触染色食物后牙齿内部染色。因此，如果是因为牙齿表面染色导致的发黄可以还原牙齿本来的颜色；如果是因为牙齿本身颜色发黄无法变白，那么想让牙齿变白就需要做牙齿漂白或瓷贴面。

第五，洗完牙为什么牙齿变长了？这种情况见于牙周炎中晚期。这是因为牙周炎常常伴有牙龈萎缩，在洗牙之前，这些退缩的部位往往会出现牙龈肿胀，或被牙结石覆盖，没有明显的症状，显得牙齿是正常的。洁完牙或牙周治疗后，清除牙结石的牙龈会马上消肿，同时还会显得牙齿变长。所以洁牙不会导致牙齿变长，而是洁完牙后肿胀的牙龈消肿后造成的，这种情况常见于下前牙。

第六，洗完牙为什么牙缝变大了？和牙齿会变长的原理一样，牙周炎洗牙前，红肿的牙龈以及牙结石存在于两牙之间，看起来牙齿间塞得满满当当。经过牙周治疗后，牙龈炎症消退，红肿减轻，因此牙缝增大，增大的牙缝会增加食物嵌塞的风险。建议每天使用牙线和牙缝刷及时清理，保持局部清洁，防止发炎和病情加重，预防牙槽骨的进一步吸收。

第七，洗完牙后为什么牙龈还在出血？这种情况常见于重度牙周炎。这类顾客在治疗前牙龈会经常出血，洗完牙后出血会加重，一般两三天会恢复。这期间唾液中尚有少量的血丝是正常的，如果出血不止，可能是由于炎症性的发炎肉芽组织没有完全清除或有全身的凝血障碍，需要急诊处理。

第八，洗完牙后为什么这么快就长牙结石了？有一位顾客来找我了解牙齿矫正，检查后发现牙齿有一些牙结石，我建议先洁牙，可顾客惊讶地对我说牙齿两个月前刚在外院洗过，为什么这么快就长出牙结石了？这种情况多出于以下两种原因：一是刷牙不仔细，有牙龈炎的顾客洗完牙后牙龈退缩牙齿会有些缝隙，如果没有及时清理，会有牙结石开始沉积；二是洗完牙后没有仔细的抛光牙面，洗牙是用超生震动的方法去除牙齿表面的牙结石，如果没有仔细抛光牙面，会略显粗糙，容易沉积牙结石，因此洁牙后一定要认真做抛光。

9. 评估孩子牙齿的健康状况

为了孩子一生的健康，你必须了解他当前的状态，这不仅能让你知道孩子目前出现什么问题，还能帮助孩子自己及时发现、处理问题或求助。

找一面镜子，让孩子站在镜子前，和他一起好好看看他放松的样子，然后让他微笑，看看他微笑时肌肉和露出牙齿的情况，必要时拍照保存下来，给改变前后做一个很好的对比。

好了，找个安静的地方，开始做评估！

请帮孩子回答下列问题，从下列 ABCD 四个选项中勾选出最符合孩子情况的一项。

（1）你的孩子每次刷牙刷多久？

    A. 每次至少 3 分钟

    B. 每次 2 ~ 3 分钟

    C. 每次 1 分钟左右

    D. 看到他敷衍两下就结束了

（2）你的孩子用牙线吗？

    A. 每次刷牙都用

    B. 偶尔用一下

    C. 塞牙时用

    D. 牙线是什么

（3）你的孩子有定期洁牙的习惯吗？

    A. 半年一次，风雨无阻

    B. 一年一次

    C. 想起来就去洁牙

    D. 洗牙对牙齿不好

（4）你定期给孩子预约看牙吗？

    A. 至少半年见一次牙医

    B. 一年见一次牙医

    C. 孩子牙齿疼痛时才会带去见牙医

D. 孩子抵抗力强，牙齿问题忍忍就好了

（5）你的孩子有定期涂氟的习惯吗？

A. 按医生要求，3~6个月一次

B. 半年到一年一次

C. 医生通知我就带孩子去

D. 牙齿总是要换的，不需要涂氟

（6）你的孩子做过窝沟封闭吗？

A. 是的，按照牙医的建议及时都做了，并且每半年做一次
例行检查

B. 做过，但没有定期检查，不知道是否有脱落

C. 听说过，准备抽空带孩子去看看

D. 孩子牙齿很好，不需要做

（7）你的孩子害怕看牙的原因是？

A. 需要父母陪伴

B. 父母本身也怕看牙

C. 每次都是被父母逼去看牙

D. 过去看牙有不好的经历

（8）你的孩子有牙痛的经历吗？

    A. 从来没有

    B. 偶尔说痛，但马上自己好了

    C. 有时疼得晚上睡不着觉，吃药就会好些

    D. 经常叫牙痛

（9）你的孩子发音有困难吗？

    A. 从来没有

    B. 偶尔发音不清

    C. 经常说话大舌头

    D. 总是这样，不知道怎么办

（10）你的孩子嘴唇放松时可以自然闭合吗？

    A. 可以

    B. 需要用力才可以闭合

    C. 很难完全闭合

    D. 从来没有闭合过

（11）你的孩子有咬嘴唇或其他硬物的习惯吗？

    A. 完全没有

    B. 偶尔有

    C. 经常咬

D. 是的，完全停不下来

（12）你的孩子有只用一边牙齿吃东西的习惯吗？

A. 两边都在咀嚼

B. 偶尔只用一侧吃

C. 大多时候都在用一侧吃

D. 是的，只用一侧吃，现在已经大小脸了

（13）你的孩子乳牙很多是在诊所拔的吗？

A. 我们家孩子牙齿都是自己换的

B. 只拔过一颗乳牙

C. 只拔过两三颗乳牙

D. 乳牙大多都是牙医帮忙拔的

（14）你的孩子有牙外伤的经历吗？

A. 保护得很好，没有牙外伤经历

B. 曾经摔过牙齿，但牙齿没有受伤

C. 门牙因为受伤而折断过

D. 孩子很好动，牙齿经常受伤

（15）你的孩子白天有鼻塞的情况吗？

A. 没有

B. 偶尔

C. 偶尔看到孩子用口呼吸

D. 每天看到孩子用口呼吸

（16）你的孩子睡觉有打呼噜或张口呼吸的习惯吗？

A. 从来没有

B. 偶尔有张口呼吸的习惯

C. 是的，经常有

D. 除了每天张着嘴巴睡觉，还打呼噜

（17）你的孩子白天易打瞌睡吗？

A. 白天精神很好

B. 休息在家经常看见打哈欠

C. 听班主任说孩子注意力不集中，上课爱睡觉

D. 早晨起床就有黑眼圈，无精打采

（18）你的孩子面型是左右对称的吗？

A. 面型很好，五官精致

B. 没什么感觉

C. 仔细看好像有一点不对称

D. 一边脸大一边脸小

（19）你的孩子前面牙齿会咬不住食物吗？

    A. 没有问题，吃嘛嘛香

    B. 上面前牙有些突出，但能咬住

    C. 前牙有些突出，咬住时上下牙齿有些缝隙

    D. 前面牙齿咬不住，面条都啃不断

（20）你的孩子有张口受限的情况吗？

    A. 没有

    B. 偶尔

    C. 嘴巴张不大，很少咬硬物

    D. 孩子说张大嘴巴会疼

（21）你的孩子张嘴时耳朵内有弹响的声音吗？

    A. 没有

    B. 偶尔

    C. 孩子说吃饭时会有

    D. 经常听孩子说有弹响

（22）你的孩子有夜磨牙的习惯吗？

    A. 没有

    B. 偶尔

    C. 经常

D. 睡觉时会被孩子磨牙的声音吵醒

（23）你的孩子侧面看起来突出吗？

    A. 完全没有

    B. 仔细看好像有一点

    D. 上嘴唇明显比下嘴唇突出

    D. 同学们经常给他起关于龅牙的外号

（24）你的孩子侧面看起来有"地包天"吗？

    A. 完全没有

    B. 孩子牙齿好像是对着咬的

    C. 孩子的下牙咬在上牙外面

    D. 从侧面看孩子的面型像月亮一样弯弯的

（25）你的孩子有向你倾诉牙齿有缺陷的想法吗？

    A. 有的，知道后我马上预约医生检查并及时治疗了

    B. 偶尔听他提起，我会抽空带孩子去诊所检查

    C. 很少，他牙齿应该没问题吧

    D. 我每天很忙，没时间和孩子沟通

统计一下你 ABCD 各选了多少个。A 计 4 分，B 计 3 分，C 计 2 分，D 计 1 分，总分 100 分，对照下面的分数来了解孩子牙齿的健康

状况。请记住，这项测试不会起到诊断作用，只是让你了解孩子的现状，必要时到诊所求助，请医生做更细致的口腔检查，最终的结果需要专业医生判断并决定是否需要治疗。

80~100分：健康型，你的孩子牙齿很健康，建议半年一次口腔检查，做好维护。

60~79分：亚健康，需要牙医进行全面口腔检查后评估是否需要治疗。

40~59分：口腔保健方法和牙齿问题堪忧，需要及时给予指导和治疗。

39分以下：抓住孩子黄金期尽快约时间给孩子做检查并及时治疗。

三、0~3 岁口腔保健知识

孩子出生半年左右开始长牙，父母一定要掌握一些口腔保健知识，保护好孩子的乳牙，培养孩子合理的饮食习惯，选择好护牙的工具，学习正确的刷牙方法，定期检查牙齿，并做预防性的治疗，避免过早蛀牙或牙齿脱落。

1. 0~3 岁的孩子如何刷牙

0~3 岁的孩子对刷牙完全没有概念，孩子的口腔卫生习惯，对孩子一生的口腔健康至关重要。培养孩子建立良好的口腔卫生习惯，需要家长学习并付出持之以恒的耐心。孩子一出生，父母就要开始帮孩子养成良好口腔卫生习惯而行动。家长必须每天早晚帮助孩子认真刷牙，让孩子从小就知道刷牙和吃饭睡觉一样重要，并养成习惯。虽然通常不需要使用其他的措施控制菌斑，但当牙齿邻接面有接触时，建议使用牙线，不过使用牙线需要经牙医的指导。

从孩子出生至长出第一颗乳牙这段时间，因为有奶垢，父母每天早晨和晚上可用纱布为孩子清洁口腔，养成为孩子从小清洁口腔的习惯。擦拭前准备一杯温开水、一块干净的纱布，家长要清洁双手。可以让孩子平躺在沙发上，或孩子头枕在家长的腿上；也可以家长坐在沙发上把孩子抱在胸前，头枕在家长的胳膊上，家长要能看到孩子的口腔。家长将纱布缠绕到右手食指上，蘸温开水湿润纱布，从孩子的嘴角伸进他的口腔，自左向右、从上到下按一定顺序轻轻擦拭牙龈。

程医生的叮咛：

家长把手指伸入孩子的口腔后，可以感觉到孩子的牙床是有一定突度的，这个突度是孩子将来长牙的位置，家长要顺着突度把手指轻轻放在上下牙床末端沿着突度向另一端轻轻擦拭牙床，孩子的牙龈比较柔嫩，不能用力反复摩擦。这时口腔护理的目的是清洁口腔，将孩子口腔内的食物残渣及奶垢清除干净，并可借此按摩牙龈来舒缓长牙时的不适，最重要的还是让孩子尽早适应清洁口腔的感觉，为将来长牙后的刷牙做准备。

家长也可以选择用指套牙刷为孩子刷牙，将指套牙刷戴在右手食指上，让孩子张开嘴，轻轻将手指伸进孩子的口腔，然后把指套牙刷的刷毛放在刚萌出的牙面上，同样是从外到里清洁干净，注意力量不要太大，以免损伤牙龈。

孩子12个月左右，上下前牙各萌出四颗乳牙后，可以试着用婴幼儿牙刷刷牙，也可以继续用纱布或指套牙刷清洁牙齿。刷牙前准备一杯温开水和一把婴幼儿牙刷，婴幼儿牙刷的刷头要小，长度大约两颗乳前牙的宽度，把孩子抱在胸前，或者采取膝对膝体位，即一位家长双腿并拢，孩子坐在家长的腿上，家长扶住孩子的手和脚，头躺在另一位家长的腿上，家长看清孩子的口腔，蘸温开水，将牙刷刷毛放在前牙面上，先刷牙齿的外侧面，上牙从上往下刷，下牙从下往上刷，再刷牙齿的内侧面（见图3-1）。

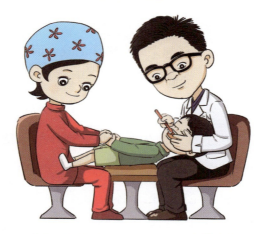

图3-1　膝对膝体位的方法给孩子刷牙

孩子1~2岁时，乳磨牙开始逐渐萌出，可以用婴幼儿牙刷为孩子刷牙。有两种刷牙方法：一种是圆弧法，又叫画圈法（后面第121页会详细讲解）；另一种是拂刷法，1~2岁的孩子更适合这种刷牙方法，即将刷毛放置在后面大牙牙面上，顺着牙缝，上牙从上往下转动牙刷，下牙从下往上转动牙刷，每个部位刷6~8次，然后前移，每颗牙彼此要有重叠，不能跨度太大遗漏牙位。刷牙前准备一杯温白水和两把婴幼儿牙刷。牙刷的刷头要长，大约两颗乳前牙的大小，一把家长用，另一把是为孩子准备的，避免孩子抢家长手中的牙刷，而且可以让孩子模仿家长的刷牙动作，可以将牙刷作为一种玩具，让孩子对牙刷产生兴趣。刷牙时可以把孩子放在胸前，如果孩子好动可以采取两个家长膝对膝体位。把牙刷从孩子嘴角伸进他的口腔，将刷毛放在孩子一侧磨牙的外侧牙上，从后面的大牙开始在牙面上转圈，从后向前；前牙建议用横刷法，将刷毛放在牙面上，顺着牙缝，上牙从上往下转动牙刷，下牙从下往上转动牙刷，刷上下前牙内侧面，双头竖起来刷，磨牙的咬合面要来回刷。

孩子 2~3 岁时，乳牙陆续萌出。3 岁时，20 颗乳牙完全萌出来，此时孩子因为有牙齿了，也能与家长进行交流了，家长要早晚给孩子刷牙，养成孩子每天刷牙的习惯。刷牙前准备两杯温开水、幼儿牙刷，让孩子坐在小板凳上，头枕在家长的腿上，头不要太仰防止水流进入嗓子引起呛咳，这个体位与牙医在牙科治疗椅上检查口腔的体位相似，可以较清楚地看清孩子口腔内的牙齿。也可以家长和孩子坐在镜子的面前，家长在孩子的右后方，左手轻托孩子的下巴，让孩子的头微微向上，家长能够看清孩子的口腔，孩子能看到镜子里的家长和自己。这个姿势对于孩子学习刷牙很有好处。家长右手握牙刷，将牙刷蘸温开水，等孩子张开嘴后，家长从孩子嘴角伸进他的口腔，将刷毛放在孩子一侧大牙的外侧面上，刷外侧牙面时，建议用圆弧法。

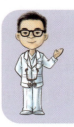

程医生的叮咛：

家长给孩子刷牙时，刷牙的力度要适中，家长可以用牙刷在自己的手背上测试刷牙的力量。刷牙时还要注意孩子的唇系带，避免刷牙时伤及，否则孩子会拒绝配合刷牙。建议家长早晚为孩子刷牙，但晚上不一定非在临睡觉之前刷牙。孩子年龄小时，常常在睡觉前情绪不稳定，不愿意配合刷牙，可以选择在晚餐后与孩子的玩耍时间。请把刷牙当成亲子时光的一部分，孩子就比较容易接受了。另外还要注意孩子的情绪，孩子困了、生病了、情绪不稳定时，不要强迫给孩子刷牙。

当孩子能漱口时，可以开始使用牙膏，此时孩子的年龄大约为3岁。因为这个年龄的孩子有潜在的氟化物吞咽的风险，所以每次刷牙只用豌豆大小的牙膏就足够了。大部分孩子喜欢模仿他们的父母，然后自己刷牙，可是单靠孩子自己刷牙是不能清除菌斑的。当孩子受到鼓励能进行简单的刷牙时，刷牙这一过程主要还是靠父母来完成，并且在刷牙过程中要尽可能地赞扬孩子。

2. 如何选择孩子的牙刷

孩子的口腔环境很小，为了方便刷牙，刷头应尽量小，刷柄方便持握，软刷头为宜。牙刷两个月需要换一次，否则会越刷越脏，反而没有达到清洁的效果。孩子3岁以后牙齿已经萌出，并且牙根已经形成，很多家长在给孩子刷牙的过程中觉得麻烦，就想用电动牙刷。电动牙刷有两个好处：一是保证刷牙时间，牙医建议刷牙至少两分钟，可手动牙刷无法衡量刷牙时间，大多厂家的电动牙刷有计时功能，到了时间即可停止。二是保证刷牙效果，电动牙刷采用的是超声的振动，类似于洁牙的原理，孩子只需要把牙刷轻轻地放在牙面上即可高效去除软垢和牙菌斑等。孩子对刷牙重视程度有限，手动牙刷容易受情绪的影响，久而久之牙龈容易发炎或蛀牙。

程医生的叮咛：

> 除了刷牙，家长还要给孩子每天使用牙线。这是因为乳牙往往会有很多散在间隙，这些间隙便于日后恒牙正常萌出，但给日常维护带来挑战。如果没有及时清理嵌塞的食物，日后极易引起蛀牙。因此每次刷完牙以后父母需要用牙线给孩子清洁每个牙缝。

3. 母乳喂养对牙齿有好处吗

母乳是婴儿最好的天然的理想食品，所含有的各种营养物质及较多的酶和抗体，最适合婴儿的消化吸收和抵御疾病，可以有效地预防龋齿，所以我鼓励妈妈尽量母乳喂养。另外母乳喂养可以有效防止因为不当的奶瓶喂养姿势而导致的婴儿"地包天"，同时也可以避免奶粉喂养时在牙齿上产生奶垢而导致的蛀牙。

新生儿口腔内无乳牙，口腔浅，上下颌之间有较厚的牙龈垫，牙龈垫能够夹住母亲的乳头，吸吮乳汁。正确的喂养姿势是婴儿斜卧在母亲的腿上，头部呈45°角，而不是平躺着哺乳（见图3-2）。

4. 孩子有吃手指习惯需要纠正吗

孩子出生以后，对这个世界充满了好奇，很多事情都想去试探，看到好奇的东西习惯性地往嘴里放，这些习惯是孩子探索世界、了解世界的一个途径。如果是阶段性的不用干预，也就是两岁半左右。

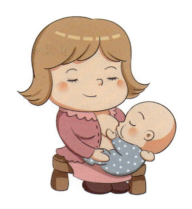

图 3 - 2　正确的哺乳姿势

但是如果 3 岁以后，孩子还有这些不良习惯，我们需要及时干预，看看是否需要纠正不良习惯，是否存在潜在的风险，及时改善咀嚼方式并避免以后对孩子面型的影响。

程医生的叮咛：

　　孩子 3 岁后如果有吃手习惯，容易引起前面门牙咬不上（医学上叫开合），不能啃东西，同时也会影响牙齿和面型的美观。家长如果发现孩子有这个不良习惯，应该及时带孩子找医生纠正，并及时治疗因为不良习惯导致的面型和牙齿问题。

5. 孩子乳牙生长期间该吃什么

　　在孩子乳牙生长期间，可以为孩子挑选一些冰凉质软的食物。因为孩子在长牙的时候牙齿偶尔会出现红、肿、热、痛等局部反应，这些局部反应有时会让孩子不安，家长会看到孩子莫名的哭闹，这个时候不要勉强孩子去吃东西，可以给孩子一些冰凉的食物，缓解长牙的不适。与此同时，要让孩子少吃零食。家长有时候会给孩子吃一些零食作为奖励，比如糖果和饼干，这类零食除了对牙齿不好，还极易导致蛀牙，而且这种教育方法也不妥。这些人工加工的食物里含有人工添加剂、色素和防腐剂，对孩子身体不好，如果一定要吃，吃完后请马上给孩子刷牙，同时家长也要做孩子的榜样，在孩子面前不要吃不健康的零食，这样孩子会充满好奇并模仿，看到大人经常吃零食，孩子也会养成爱吃零食的习惯。

6. "孩子牙齿很坚硬，刷牙不好没问题"是真的吗

想一想，每天起床最重要的事情是什么？就是刷牙。经过一夜的睡眠，我们口内有大量的细菌和残留的食物残渣会产酸和发酵，加上呼气时部分气体会在口腔内回流，起床时会感觉到口腔异味明显而强迫自己去刷牙。可是大家知道吗？晚上的刷牙比早上更重要，白天吃完食物后日常交际会产生大量唾液，唾液有很好地杀菌和辅助去除口腔异味的作用，而到了晚上睡觉时口腔活动减少，唾液分泌较少，此时口腔是一个密闭的环境，如果没有刷牙，就会为细菌活动创造很好的条件，细菌大量滋生后极易蛀牙。及时去除牙菌斑除了去除口腔异味，对预防蛀牙和牙周炎也十分重要，蛀牙的形成需要时间的积累，因此我们每天都要坚持早晚刷牙，同时注意舌头也要刷。

其实我们的儿童或者青少年早期对刷牙缺乏了解，大多只是例行公事，很多父母对孩子的牙齿情况不闻不问，直到孩子哭着说牙

痛、吃不下饭，才急急忙忙带孩子去看牙医，这个时候发现孩子的牙齿已经伤到牙神经，必须做根管治疗，甚至不得已提前拔掉，等到成年后再植牙，这些情况在我的职业生涯里屡见不鲜。有些父母让孩子好好刷牙其实也是一句正确的废话，孩子没有建立刷牙的方法，或者说根本就不知道如何正确地刷牙，就是做做样子。家长要做他们的榜样，一定要让孩子知道如何正确刷牙，甚至和他们一起刷牙，培养孩子刷牙的兴趣，并帮助 6 岁以下的孩子刷牙。

7. 乳牙可以做窝沟封闭吗

前面已经强调过窝沟封闭的重要性，乳牙窝沟封闭是很好地预防蛀牙的方法，一般针对的是 3 岁左右最后那几颗乳磨牙。虽然乳牙到了 11 岁左右就会被恒牙替换掉，但是在近 8 年的时间中起到了咀嚼和消化食物的重要作用，加上孩子没有意识到刷牙的重要性，很容易出现蛀牙。如果能有一个保护屏障，将可以最大限度地保障乳牙正常替换而不是过早缺失功能。

程医生的叮咛：

很多家长都知道孩子 6 岁左右长出来的第一颗大牙需要做窝沟封闭，但忽视了孩子在 3 岁左右的乳磨牙和 12 岁左右的第二恒磨牙同样也需要做窝沟封闭，尤其是孩子 3 岁时没有主动刷牙的意识和习惯，家长有时也忽略了，再加上甜食对孩子的诱惑，如果没有及时做好乳磨牙的窝沟封闭，将会增加蛀牙的风险。

8. 孩子为什么这么容易蛀牙

我在每天接诊的工作中经常会看到很多孩子有蛀牙，有些孩子不到两岁，为什么现在的孩子这么容易蛀牙呢？除了没有早晚认真刷牙，其中一个原因是奶粉喂养，这种喂养会形成奶垢聚集在牙面上，如果没有及时清洁会形成奶瓶龋；另一个原因就是食物，最常见的就是经常吃各种甜食。

有研究表明，甜味是人类出生后首先接受和追求的味道，母乳就是甜的，因此爱吃甜食可谓是一种本能反应。经常吃甜食的人可能会对甜食上瘾，科学家对此现象的解释是，当人吃甜食时，大脑中的多巴胺神经元会被激活，会释放一种叫阿片类的物质，大脑感觉到这种兴奋，就会对它产生渴望。因此，常吃甜食的人会越吃越想吃。

程医生的叮咛：

一颗糖果，特别是容易黏牙的糖果，稍微粘在牙齿上不及时清理，就会与牙菌斑反应释放出强酸产生蛀牙。我建议大家尤其是孩子一定要控制糖的摄入，如果真的很喜欢吃，吃完请记得及时刷牙，孩子在晚上刷牙后和睡觉前不要吃糖。

9. 口腔科也有专业的儿科医生

孩子生病了，家长一定会带孩子去小儿科，而牙齿生病了也应该带孩子去找专业的儿牙医生，小小的牙齿却有大大的学问。口腔科最早属于大五官科，通常是指眼、耳、口、鼻和喉，后来因为科目太多且专业性太强，其中眼科和口腔科被单独分列出来。仅口腔科就有儿童牙科、口腔修复科、口腔外科、牙周科、口腔内科和正畸科等科室，如果再细分，又可以单列至少 20 个科室。

从另外一个角度来看，这说明牙科医生在所属的这个领域更加专业了，那儿牙医生与其他牙医有何不同？

第一，儿牙医生更懂孩子的心理。儿牙医生往往是给 0~16 岁的婴儿、幼儿、儿童或青少年做牙齿治疗，儿牙医生与成人牙医最大的区别是更了解儿童的内心世界，会用行为管理让孩子开心并且顺利地接受牙齿的治疗。孩子因为牙痛第一次到一个陌生的环境治疗，医生如果不会安抚孩子的情绪，孩子很容易产生不安和哭闹的情绪，有可能会留下不好的印象，以后再想进行牙齿治疗和检查将会特别困难，并且这种心理上的影响往往会伴随孩子长大，等到孩子有了孩子以后，还可能会传递一种恐惧看牙的心理，从而影响到下一代。

第二，儿牙医生有更多爱的语言。儿牙医生一定是一位有爱心的医生，每天面对各种性格的小朋友都能应对自如，更重要的是他们有很多和孩子们沟通的语言：冲水（消防员的喷水枪）、吹气（电风扇吹一吹）、吸口水的管子（大象的鼻子）、窝沟封闭（牙齿上涂一层牛奶）、牙椅（太空椅）等。

第三，儿牙医生可以提供专业的建议，除了可以帮孩子治疗好牙齿以外，还可以帮助孩子避免这种情况再次发生。医生会根据孩子口腔牙齿的状况、生长发育、饮食习惯、口腔护理习惯等做出综合的评估后，给孩子以及家长在护理和复查频率方面的建议。孩子健康的牙齿来自父母每日悉心的照料，而儿牙医生可以起到很好的监督和指导的作用。

此外，很多诊所为了让孩子有一个轻松愉快的就诊体验，在环境装饰上下足了功夫：暖色调的诊室上布置一些卡通的图案、孩子躺在牙椅上有喜爱的动画片、牙齿治疗之后又会有各种奖励，甚至有些诊所会开辟儿童游乐区让孩子在看牙前后能够彻底地消除恐惧（见图3-3）。

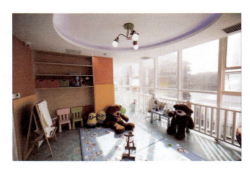

图3-3　快乐的儿童乐园区

10. 医生有办法让孩子乖乖看牙吗

在孩子的口腔检查诊断和治疗过程中，儿牙医生采用合适的语言与情感与孩子交流，及时发现和消除孩子的恐惧、焦虑和紧张情绪，建立孩子对口腔治疗环境的适应力，提高治疗过程中孩子对各种不适的忍耐力，获得孩子和家长的信任和配合，保证治疗的顺利进行，这一过程使用的方法称为儿童治疗中的行为管理。

（1）行为管理的目的

儿童口腔医患关系有其自身的独特性，孩子、家长与医生构成了一个互相影响、互相作用的三角关系，三者共同的目标是促进孩子的口腔健康。在儿童牙齿治疗中，孩子是中心，无论是医生还是家长，都服务于孩子的口腔健康，医生会将必要的口腔技能传递给家长，这对孩子的诊疗有着重要作用。家长是孩子的监护人，在孩子进行口腔治疗时要积极配合，并按医嘱帮助孩子做好卫生宣教和方法的指导。

行为管理是儿牙医生的基本技能，同时也是心理学和教育学在儿童口腔治疗中的具体使用。使用行为管理成功控制孩子的行为，其核心的目的是促进医生与孩子之间建立互相信赖的关系，最终缓解孩子对口腔治疗的恐惧与焦虑的情绪，同时让孩子了解保持口腔健康和改变不良习惯的重要性和具体方法。因此，儿童口腔行为管理有两个目的：第一是保证对孩子所进行的治疗能够高质量顺利地完成，避免治疗过程中对孩子的身心健康产生影响和伤害；第二是培养儿童良好的口腔卫生态度。

（2）行为管理的具体方法

告知、演示和操作是儿牙医生常用的简单有效的行为管理方法，通过这些方法缓解紧张情绪。儿牙医生在操作以前会先告诉孩子将要做什么，并使孩子相信操作不会带来疼痛，或仅有轻微的不适，运用一些孩子能理解的语言和比喻，向他们展示将要进行的操作。对于3岁以上并具有正常社交和情感状态的孩子，通过使用告知示范操作的方法，大部分孩子可以配合完成治疗。

11. 小朋友第一次的就诊经历很重要

孩子第一次进行口腔检查，应该在大约第一颗牙齿萌出时或最迟在孩子 12 个月以前。第一次检查主要有以下目的：首先儿牙医生会告诉父母使用口腔保健措施的必要性，由于绝大多数家长自己缺乏正确的口腔保健知识，所以对自己和孩子的口腔护理会出现很多问题；其次，孩子的牙科检查和建档、是否需要涂氟状况的评估、如何喂养、低龄儿童龋有关的饮食建议，以及其他健康状况咨询也应该由儿牙医生评估；此外，第一次牙科检查，可以使孩子开始熟悉诊所环境、医生和护士，这样可以避免或减少将来牙科的治疗恐惧。

有一天，一位关注我微博多年的顾客给我留言，想预约看诊。检查后发现很多的大牙有蛀牙，需要补牙和做根管治疗，也有大量的缺失牙后期需要种植。顾客告诉我，她很清楚自己的问题，也完全认可我的治疗计划，但总是逃避看牙，这源于小时候第一次的看牙经历。她告诉我她小时候爱吃糖，吃完后自己没有好好刷牙，家长也没有在意，有时候甚至会含着糖睡觉，直到有一天牙齿突然剧烈疼痛，才急忙去见医生，医生简单检查之后告诉家长要拔牙，说完便拿出麻醉针就开始注射。在极度恐慌中看到医生准备拔牙的时候，她跳下牙椅逃跑了，之后几天没睡好觉，从此再也没有走进牙科诊所，心里一直有阴影。即使现在牙齿有很多问题，却出于恐惧一直忍耐，逃避见牙医。

给孩子看牙是一门艺术，最困难的就是怎样与孩子建立亲切信赖的关系。儿牙医生应该品格高尚，尊重他人，富有同情心、爱心和耐心，要有良好的表情和态度，动作轻柔，感情细腻，技术要熟练，治疗要稳准轻快，尽量减轻孩子的痛苦，这样有助于消除孩子的紧张心理。

因为害怕而逃避看牙的人不在少数，且原本简单的牙齿问题拖延之后反而变得复杂，怎样才能给孩子第一次就诊留下好的印象？方法是提前做好准备，家长帮孩子预约好看牙时间后，可以给孩子看一些牙齿绘本，比如小猪佩奇关于看牙的绘本，通过讲故事来告诉孩子看牙是怎么一回事，希望孩子对看牙有一个直观的了解。孩子对看牙的过程有一个了解后，看牙时就不会过于紧张，儿牙医生也会配合家长来扮演故事里的角色，让孩子轻松地接受治疗。

（1）哪些方法可以让孩子开心看牙呢

一位13岁小朋友的父母经朋友介绍驱车一个多小时从外地赶来找我看牙，家长告诉我孩子口内有一颗乳牙至今未脱落，在当地找牙医拔牙，医生看完后简单告知要拔除，随后就开始准备拔牙的工具。因为乳牙已经有些松动，医生便告诉家长不需要打麻药，可是当工具一碰到那颗牙齿时，由于紧张和少许的不适导致孩子马上放声大哭，跳下牙椅就往外跑，任由医生如何解释都不愿意回来继续拔牙……听到这里，我看着孩子的眼睛，听她倾诉当时的紧张和害怕，不断地点头给予认可并耐心引导孩子，告诉她拔除乳牙的重要性，承诺孩子一定先打麻药再拔牙。孩子终于主动躺在牙椅上把嘴张开，麻醉后顺利地拔除了乳牙。看完诊我送了一本书给这个喜欢阅读的孩子，虽然路途遥远，可孩子和家长一致同意在我们这里做牙齿矫正，每次复诊都会和我谈论读书体会……我习惯在看诊前和孩子们交朋友，聊一聊他们感兴趣的话题，从中也可以发现孩子有何特长和爱好，尽量让孩子主动躺在牙椅上看牙，并适时地给予鼓励，必要时可以给孩子们准备礼物。青少年期的孩子对这个社会已经有了自己的想法，不能用对待小孩子那样的方法对待他们，需要更多的尊重、了解和欣赏。

（2）对于如何让小孩子开心看牙，医生有何建议呢

第一，家长陪同最合适。孩子来到一个陌生的环境会缺乏安全感，家长在旁能够辅助儿牙医生和孩子做良好的互动。身边最亲近的人描述孩子的日常护理习惯或者牙齿问题的时候，更容易给儿牙医生提供最全面的信息，因此尽量避免让爷爷奶奶，甚至是隔壁邻居带孩子来看牙。我会给孩子卫生指导，告诉父母一些正确的口腔护理方法，父母在旁要用心聆听，回家以后配合医生的医嘱，帮助孩子养成一个独立完成口腔健康的维护习惯。

第二，参观诊所。首次看诊，别急着治疗。孩子第一次来到诊所，对一切充满好奇和紧张，家长可以在诊所工作人员的陪同下和孩子一起参观诊所，让孩子对自己以后将要就诊的环境有一个直观的了解。有些诊所开辟了儿童游乐区，可以让小朋友去体验，经过诊室的时候请儿牙医生和小朋友交谈，如果孩子有些紧张，可以互动做一些游戏。第一次看诊，除非是急诊，不要过早地让孩子躺在牙椅上治疗。

第三，我会用一些爱的话语来帮助孩子理解和配合牙齿治疗。例如我们在用到器械的时候，会说："我现在变魔术，用仙女棒给你的牙齿涂上牛奶；来，张开嘴巴，我们用大象的鼻子帮你吸一下口水；现在我们去给牙齿拍个照片留个纪念"。

第四，定期复查。孩子牙齿有问题，我通过综合评估会建议 3～6 个月来复查牙齿，多次的复诊之后会让孩子对看牙没有任何的恐惧，并且对诊所和医生非常熟悉，最大的好处就是可以开开心心地看牙。

程医生的叮咛：

让小孩子有一个愉快的看牙经历，除了可以帮孩子解决口腔问题，让牙齿问题及时得到有效的治疗，更重要的是会缓解孩子看牙的恐惧，愿意以后主动地定期检查牙齿，做到早发现、早诊断、早治疗，并从此影响下一代的孩子。

（3）孩子在诊疗过程中的心理反应

第一，恐惧。孩子见到的第一位医生应该是打预防针的儿科医生。在他们的印象中，医生大都穿着白色的工作服，戴着口罩，然后要求孩子吃药打针。这些不好的感受和预期的害怕，常常会让孩子处于高度的紧张和防卫状态，所以孩子对穿白色工作服的医生有一种畏惧感。当孩子到了诊所看到儿牙医生后，会产生相同的防卫情绪，同时父母在就诊的前过分叮嘱、牙科器械和噪音等都会强化孩子的恐惧心理，治疗的过程中不可避免的不适又会加重孩子内心的恐惧体验。

第二，焦虑。焦虑会引起情绪的高度紧张，孩子常表现为烦躁、出汗、脸色发白、心跳加快、情绪波动大，甚至呕吐。一般儿牙医生稍加坚持并使用安慰和鼓励的语言，儿童的抵抗就会消除。

第三，亢奋。亢奋主要表现为冲动型亢奋和被动性亢奋。冲动型亢奋常表现为：哭闹喊叫，乱打乱踢，或躺在地上要脾气，谁的话也不听；被动性亢奋常表现为：不说话，不哭闹，动作上与医生的要求背道而驰，说理和命令均无作用。

12. 孩子补牙为什么要全身麻醉

有的父母疏于对孩子牙齿的日常维护，直到有一天孩子指着牙齿不停哭闹，到诊所后才发现孩子牙齿有很多蛀牙，有些已经伤到牙神经必须做治疗，可是因为治疗周期长和蛀牙数目多，孩子又无法配合，无奈之下儿牙医生会建议全身麻醉，一次完成所有治疗，避免孩子不配合，并减少就诊的次数。这种情况虽不多见，可是疼痛的问题必须得到有效治疗，以免给孩子的身体及内心造成更大的伤害。

13. 孩子不配合一定要全身麻醉吗

儿童口腔科的患者年龄小、依从性较差，在进行口腔治疗的时候，易产生对治疗的抵抗或不自主的动作，从而影响治疗效果，造成软硬组织损伤，甚至危及患儿安全。可是孩子牙齿问题已经严重影响日常生活和生长发育，必须及时治疗。为了保证治疗顺利进行，对于年龄在 4 岁以内，身高在 110cm 以下，体重在 25kg 以下的孩子采取一些特殊方法，就是束缚治疗（见图3-4）。

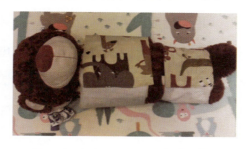

图3-4　束缚治疗是保护而不是负担

束缚治疗又称医学制动，是指在治疗过程中借助辅助设备对患儿身体进行固定，以防止患儿、医生或其他人员在治疗中受伤。其实就像家长开车时给小孩用的安全座椅固定孩子，保障行车的安全。简单包裹后孩子身体便被固定，家长可以在一旁陪伴，这种治疗方式反而较舒适，还能保证治疗的顺利进行。束缚治疗不是负担而是保护。

医生会用手和一些工具，比如束腹带来固定孩子。孩子在接受束缚治疗前应该空腹禁食，防止在治疗中发生呕吐。要注意这种技术仅用于其他行为管理方法无效，并且非常难管理的孩子。根据临床的研究，身体约束可有效控制某些不合作的孩子，并避免出现意外。这些孩子包括拒不配合完成治疗的孩子、因为年幼无法与其进行语言交流的孩子、智障儿童和因为某些原因不能配合医生治疗的孩子。但在使用前一定要跟家长监护人解释清楚，取得家长的配合。

束缚治疗前，患儿应禁食、禁水（包括清水、奶、固体食物）4个小时以上，否则，胃没有排空的患儿很可能在治疗过程中发生呕吐或误吸。治疗当日请给患儿穿着易于穿脱的宽松衣裤，预备干毛巾和更换的内衣裤，并告知孩子治疗的必要性。束缚下治疗，家长难免会心疼孩子，担心孩子因哭闹影响治疗而产生焦虑情绪。家长应该配合医生的治疗，不但要控制自己的紧张焦虑情绪，而且还要努力安抚、鼓励孩子配合治疗。治疗结束后，家长可以询问孩子在治疗中的感受，并告知孩子治疗后的益处，多鼓励患儿，对可能存在的不快给予积极的情感关注和疏导。按约复诊，做好口腔清洁保健工作。

程医生的叮咛：

父母看到自己的孩子被"捆绑"起来心里一定会很难受，但从医学角度出发，对于力气大不配合的孩子，这反而是一种很好的保护措施。牙医永远都希望治疗是简单而愉快的，只是有些孩子问题很严重，沟通后不愿意配合，只好采取一些强制方法。不到万不得已，医生不会用到束缚治疗。

14. 0~3 岁孩子龋齿预防的最好方法

第一，第一次的口腔检查要在婴儿长出第一颗乳牙后的 6 个月内进行，最迟不要超过 12 个月，而且要由有爱心，优秀的儿牙医生进行检查。

第二，婴幼儿的口腔检查最好采取膝盖对膝盖的姿势。这种姿势下，家长和医师面对面坐着，膝盖互相接触，形成一个可供婴儿休息的平面。家长面对孩子，将孩子放置在医生的腿上，然后用肘固定其双脚，用手固定其双手。

第三，婴幼儿口腔检查通常是对孩子的口腔状况进行评估，治疗计划的主要内容是预防性指导。在检查中，儿牙医生会询问孩子的口腔卫生习惯、喂养方式、食物种类、饮食习惯，为家长提供牙齿的生长发育与饮食营养、氟化物的补充、口腔习惯、口腔卫生以及牙外伤等方面的预防性指导。

第四，好好刷牙。3岁以前的孩子，对刷牙没有概念，也不知道如何刷。这个时候家长要承担最主要的责任，帮孩子刷牙。

第五，正确使用牙线。乳牙一般会有很多散在的间隙，这是因为6岁以后换的恒牙一般会比乳牙大，有了散在的间隙，以后恒牙排列会比较整齐，但是这些间隙往往会引起食物嵌塞，没有及时地清理会容易形成龋坏。刷牙只能刷牙齿的2~3个面，相邻牙齿之间的间隙很难用牙刷刷到。这个时候家长就需要给孩子用牙线及时地把牙缝里面的食物剔干净，以免长期聚集造成蛀牙。

第六，要定期做口腔检查。有很多牙齿问题，早期没有任何症状，比方说软垢、食物嵌塞，这些问题不及时处理，会出现蛀牙或者牙龈发炎，如何避免这些问题？需要家长定期带孩子到口腔诊所去检查。如果家里的孩子经医生鉴定属于蛀牙的高危人群，建议每三个月就要到诊所检查一次。如果检查后发现牙齿相对来说比较健康，之后也要每半年检查一次。

第七，必要的时候做涂氟。氟是一种很好的保护牙齿的材料，它可以有效地预防龋齿。有患龋高发风险的孩子，三个月涂一次；如果孩子患龋程度风险较低，则需要六个月做一次涂氟。

第八，做窝沟封闭。孩子在两岁半到 3 岁的时候，需要做乳磨牙的窝沟封闭，这样可以有效地预防龋齿。

四、3 ~ 6 岁口腔保健知识

家长要懂得如何发现蛀牙的口腔问题， 一旦发现需要及时就诊， 以免影响孩子的学习和生活。 3 ~ 6 岁是孩子生长发育最重要的阶段， 针对不同的问题需要及时有针对性的治疗； 纠正孩子的不良习惯， 涉及面型的问题尽早做矫正。

1. 3 ~ 6 岁的孩子如何刷牙

刷牙能有效清除牙菌斑，预防口腔常见疾病，养成良好的刷牙习惯，拥有一口健康的牙齿，能为孩子一生的健康打下良好的基础。在 3 ~ 6 岁的学龄前期，孩子正处于刷牙能力显著提高的阶段，但父母仍然是口腔卫生保健的主要教育者。虽然大多数父母觉得孩子已经有足够的能力自己刷牙，但此时孩子尚未完全掌握刷牙方法，稚嫩的小手也很难完成精细复杂的动作，加上孩子的自律性差，因此家长必须继续帮助孩子刷牙。考虑到孩子无法较好地使用成人的刷牙方法，因此推荐父母每天使用圆弧刷牙法，帮助孩子清洗口腔。

圆弧刷牙法又称 Fones 刷牙法，简单易学，操作较容易，适合年幼儿童。牙刷应选择软刷毛小刷头，注意刷毛不能太硬；刷牙时也切忌横着刷，以免损伤牙龈。

　　帮助小朋友们刷牙时，家长在孩子右后方，并根据儿童不同的年龄和身高采取抱姿、坐姿或站姿，然后左手环绕儿童背部，轻托儿童下颌。用右手手持牙刷，引导孩子嘴唇微微张开，然后将牙刷刷头深入一侧最后一颗牙的外侧间隙，上下牙齿轻轻咬合，刷毛轻度接触上颌最后一颗牙的牙龈区（牙齿和牙龈交界的区域），然后用较快和较宽的圆弧动作，从上颌牙龈拖拉至下颌牙龈，再从下颌牙龈到上颌牙龈，依次前行至前牙区。刷完一侧后用同样的方法刷另一侧，刷牙时用很小的压力，防止损伤牙龈。

　　刷到前牙外侧面的时候，下牙列可微微前伸至上下前牙切端相对，继续圆弧画圈刷完前牙。刷后面大牙内侧面时，我们可以从上颌后牙开始，引导儿童大张口，刷柄平行牙齿边缘，刷毛放置于后牙内侧面，然后前后往复震颤，慢慢前行至尖牙。刷上颌前牙内侧面时，家长可将刷柄竖起，从一侧尖牙开始，上下往复震颤数次，依次前行至另一侧尖牙。刷下颌前牙时竖起刷柄，从一侧尖牙开始，上下往复震颤，依次移动至另一侧尖牙。清洗牙齿的咬合面时，张口将刷毛垂直置于牙齿的咬合面，稍用力做前后短距离来回刷。

　　刷牙时有一些难以清洗和容易忽略的部位，如上颌后牙的外侧面和下颌后牙的内侧面，后牙的最里面也是容易被忽视的地方。刷上颌后牙时，则应引导孩子半张口，将刷头竖起，使刷头沿着上颌最后一颗牙的内侧面，沿着牙龈转过牙的最里面到达外侧面。刷下颌后牙时，应引导孩子大张口，将牙刷刷头竖起，使刷头沿着下颌最后一颗牙的侧面，沿着牙龈边缘转过牙的最里面到达外侧面。

刷牙应当按照一定的顺序，每个牙面都要刷到，避免遗漏。每次刷牙时间至少两分钟，每天至少要刷两次牙，早晚各一次，晚上睡前刷牙更重要。

此外，家长可以开始为这个年龄段的孩子使用牙线，有效地去除两颗牙齿之间的牙菌斑。使用牙线应采取适当的姿势固定孩子，方法是家长站在孩子的身后，使家长和孩子朝向同一方向，孩子的头向后靠在家长胸前使用牙线。

2. 孩子的牙齿为什么会发黑

孩子牙齿发黑可能是牙齿着色，也可能是牙齿发生了龋病。如果是牙面着色，牙齿的结构是完整的，牙齿着色主要是由于食用了一些含色素或会在牙齿上留下软垢的食物及饮料，比巧克力、面包、蛋糕、牛奶，再加上没有好好刷牙，这些色素或软垢附着在牙齿表面，时间长了就容易导致牙齿的颜色发生一些变化。良好的口腔卫生习惯，比如好好刷牙，有助于预防或减少牙面着色。牙齿发黑的另外一种情况是发生了龋病，即蛀牙，是牙体硬组织发生慢性、破坏性的疾病。其表现除了牙齿表面发黑以外，牙齿的结构也会有一些变化，比如牙齿的外形不完整，可以看到明显的缺损，龋坏部位的质地开始变得松软，龋坏早期牙齿外形改变不明显。随着病变的进展，牙体的缺损会越来越大。如果家长不能确定是色素沉积还是龋齿，可以直接去诊所检查，如果是龋齿需要及时治疗。

3. 孩子乳牙有缝怎么办

孩子两岁半到 3 岁的时候，乳牙已经全部长齐，可是有些细心的家长会发现，孩子乳牙之间有很多缝隙，不知道怎么办。我告诉家长，乳牙有缝隙是一件好事情，因为将来要换的恒牙会比乳牙大，乳牙有间隙可以让恒牙正常地排整齐。如果乳牙排列整齐，家长反而要担心孩子恒牙长出以后可能会有牙齿拥挤的情况，后期也许需要牙齿矫正。

程医生的叮咛：

虽然乳牙有缝便于以后恒牙正常、整齐地萌出，但是这段时间要非常注意食物嵌塞导致的蛀牙。孩子的乳牙期，家长除了要帮孩子刷牙，还要每天用牙线去除乳牙之间残留的食物，并且定期到牙医处去涂氟，保护好牙齿的健康。

4. 唇系带过长或舌系带过短有何影响

我们用舌尖顶住上门牙的唇侧会发现有一条系带，在牙龈与上嘴唇连接处有一块尖尖的肌肉组织，这些肉一直连到上嘴唇，这个就是唇系带。有些家长可能会注意到自己的孩子换完牙以后，上门牙牙缝大，或者会发现孩子的两颗门牙中间多了一些肉，这个可能是因为唇系带过长（见图4-1）。家长会问是否要切除，这种情况医生多倾向于观察，因为等到恒牙长出来以后，这种唇系带过长的问题会自动消失。如果恒牙已经萌出，唇系带依然很长，导致门牙有缝，医生会进行一个评估，如果迟迟未见改善，而且唇系带已经造成清洁上的困难，或者造成牙缝长时间无法关闭，就需要进行简单的手术治疗，通常由儿牙医生或者外科医生来进行手术。如果没有及时处理，可能因为缝隙太大影响旁边牙齿的正常萌出，最终会导致整个口腔的牙齿拥挤。

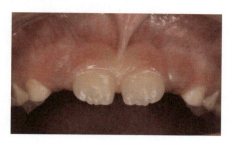

图 4－1　图示唇系带过长，用力牵拉嘴唇后会发现两颗刚换的门牙之间的牙龈已经发白了

　　除了唇系带以外，口腔里还有一条位于舌头下方的舌系带。正常人的舌头往上卷的时候可以抵住上颚，伸舌头的时候舌尖呈 "V" 字形。孩子的舌头伸不出来，舌头上卷时非常吃力，可能是舌系带过短（见图 4－2）。这是一种比较常见的先天发育异常，会影响发音，特别是发 "儿" 等卷舌音，会导致语音不清楚和学习困难，严重的舌系带问题会限制舌头的活动造成吞咽困难，进而导致错颌畸形发生。有时在舌头前伸时，系带与下切牙上缘摩擦，可能导致创伤性溃疡。如果家长发现孩子伸出舌头时成 "W" 的字样，可以请医生检查是否需要手术，小儿先天性舌系带异常通常宜在 1～2 岁时修整。舌系带过短其实并不少见，大多数的孩子可以适应这样的舌系带，但如果舌系带会限制舌头的活动范围，就需要考虑手术剪开。出生 6 个月内的宝宝，舌系带的手术方法非常简单，可以在门诊进行。

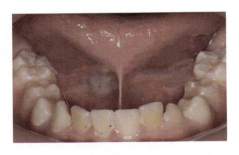

图4-2 图示舌系带过短，无法自然上卷，对发音有一定影响

程医生的叮咛：

多数的小儿发音不准并不是舌系带过短所致，常与平时的训练有关，家长要请医生严格区分。舌系带手术非常简单，局部麻醉后切开缝合就行，顺利的话手术10分钟左右就可以完成，手术后清淡饮食，多注意休息。

5. 乳牙总是要换的，所以少了一颗真的无所谓吗

乳牙要伴随小孩6～10年，承担了哪些功能呢？首先就是美观，如果缺了前面的牙齿，不仅不好看，还会被同学起外号；如果后面缺失，会影响吃饭。其次是影响恒牙生长，乳牙长期缺失，左右相邻牙往中间倒，最后的结果是恒牙没有空间长出来，只有从旁边萌出，所以现在很多小朋友都需要做牙齿矫正。乳牙过早缺失会影响颌面的发育，如果后面的乳牙过早缺失，孩子吃饭时就会习惯性地用对侧咀嚼，长此以往，最后出现大小脸，一边发育很好，一边相对萎缩，面型就不对称。

我们来看下面这个病例：

这是一位 3 岁的小朋友（见图 4 - 3），从小喝奶粉长大，家长没有让孩子养成刷牙的习惯，导致奶垢无法及时清洁，牙齿大部分蛀牙，其中有几颗因为范围太大需要做牙神经治疗。这种牙齿如果到我们诊所怎么做？考虑到伤到牙神经的牙齿数量太多，疗程会很长，孩子不一定能很好地配合医生治疗，必要时需要束缚治疗，这是诊所能做的。如果孩子极不配合就要转诊专科医院在全麻状态下治疗。我想家长都不愿意轻易地让孩子接受全麻治疗，所以我们要把乳牙保护好，不要让孩子过早蛀牙。

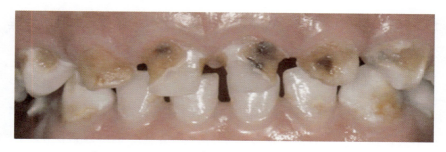

图 4 - 3　从小奶粉喂养没有认真刷牙导致"奶瓶龋"

6. 为什么我们家孩子一边脸大一边脸小

正常人的面型大多不对称，只是我们肉眼无法识别，可有些孩子的面型却明显不对称，仔细询问后才发现孩子吃饭只用一侧牙齿咀嚼，因为另一侧牙齿有蛀牙或咬合不好，吃东西时不舒服，那么长期使用的一侧面部肌肉就会饱满，另一侧因为没使用导致肌肉萎缩，于是便成大小脸，严重者会对下颌关节产生影响，引起病变。这种情况，成人也比较常见，严重者需要手术治疗。

发现孩子有这些问题时，要及时就诊，并对症治疗，有些问题可以通过治疗疼痛的蛀牙得到改善，如果因牙齿不齐导致偏侧咀嚼，可以早期矫正，纠正面型问题，避免成年后手术。

7. 乳牙也需要做根管治疗吗

乳牙虽然迟早要被替换，但过早脱落会影响咀嚼和恒牙的萌出，对孩子的身体发育不利。如果孩子不幸蛀牙后发炎，疼痛难忍，也不要轻易拔除乳牙，应请医生拍片评估，如果乳牙牙根完整，建议做根管治疗来保留，通过根管预备和药物去除感染物质对根尖周组织的不良刺激。和成人不同，乳牙根管治疗是用可吸收的充填材料充填根管，以促进根尖周病愈合，随着乳牙根尖吸收，充填材料也会被吸收，这是治疗乳牙牙神经发炎和根尖慢性炎症的有效方法。

8. 乳牙的牙套是什么

有很多家长来诊所找我抱怨孩子在其他医疗机场刚补的牙齿材料很快就掉了，是不是医生技术不好，其实这个是可以解决的。补乳牙的传统方法是把蛀掉的牙齿去掉以后用一种含氟的充填材料马上充填起来，可是孩子的注意力和配合度有限，无法像成人那样张口很长时间，加上口内唾液较多，唾液进入磨好的牙洞后容易导致污染，同时医生操作时间很短，很难彻底清除蛀掉的牙齿，无法保证传统充填材料能经久耐用。最重要的一点是孩子有很多蛀牙是因为乳牙之间有缝隙，长期清洁不彻底，导致大量食物和牙菌斑聚集产生蛀牙（见图4-4），这种蛀牙直接充填后没有很好的固位的地方，所以很容易脱落。

另外有些孩子牙痛检查后发现需要做牙神经的治疗（医学上称根管治疗），治疗后乳牙脆性较大，吃东西时不注意容易咬掉补牙材料或材料发生折断，医生会建议做一个临时牙套保护起来，可是牙套需要磨牙后取模外送加工厂制作，考虑到时间、效率和孩子的配合度，于是就有了预成冠（见图4-5）。医生会选用一种成品的牙套直接在口内简单调磨后粘接，一次性操作，不易脱落，会随着乳牙替换一起脱落，前牙选择和牙齿颜色一样的树脂材料（见图4-6），后牙是利于咀嚼的金属材料，有些家长对美观要求高的，后牙也有瓷的材料可供选择。

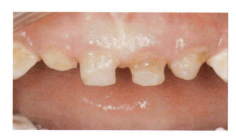

图4-4 四颗乳牙大面积龋坏，需要及时修复

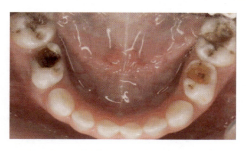

图4-5 后面两边的四颗大牙都有明显的缺损和龋坏，需要及时做预成冠

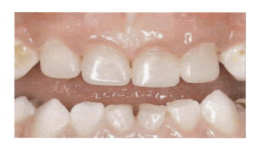

图4-6 四颗门牙已经用和牙齿颜色一样的预成冠修复

有很多家长担心预成冠会磨除孩子很多牙齿，这个担心是多余的。预成冠虽然也是牙套，但和成人的烤瓷牙不同，烤瓷牙需要磨除大量牙齿后取牙模，约两三周时间定做牙套后再粘上去，但预成冠基本不需磨牙，孩子乳牙大多有天然的间隙可以容纳预成冠，只把蛀牙的地方去掉即可，在成品的牙套中选择一个大小合适的粘上，其中黏结剂含氟有一定防蛀功能。考虑到后牙需要足够的强度咀嚼，因此采用金属材料（见图4-7），因为牙齿靠后一般不影响美观，当然市面上也有照顾到美观的氧化锆（一种没有金属成分多白色高强度材料）预成冠，但费用是金属的几倍，我个人觉得没有必要。

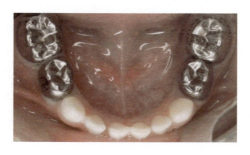

图4-7 做完金属预成冠后的效果图

程医生的叮咛：

　　预成冠多用于牙体大面积缺损的修复、蛀牙充填后反复脱落、间隙保持器的固位体，尤其是乳磨牙牙神经治疗以后。到目前为止，没有任何材料在固位方面能优于金属预成冠。预成冠的优点是牙体制备所去除的组织较少，比较容易恢复牙冠的基本外形，操作比较简单，一次完成。

9. 乳牙的重要作用

　　乳牙不仅是婴儿期、幼儿期和学龄期咀嚼器官的主要组成部分，而且对于儿童的生长发育、正常恒牙列的形成等都起到重要的作用。

　　第一，乳牙有助于儿童的生长发育。婴幼儿时期是生长发育的旺盛期，健康的乳牙有助于消化，有利于生长发育。正常的乳牙能发挥良好的咀嚼功能，给颌骨和软组织以功能性的刺激，促进血液淋巴循环，增强其代谢，有利于颌面部正常发育。若咀嚼功能降低，颌面的发育会受到一定的影响。

　　第二，乳牙有助于引导恒牙的萌出以及恒牙列的形成。乳牙的存在是为将来的恒牙萌出预留空间。如果乳牙因为邻面蛀牙导致过早丧失，邻牙发生移位，乳牙所占据的空间缩小，恒牙因空间不足会导致位置异常；乳牙过早缺失，还会使恒牙过早萌出或过晚萌出；乳牙的牙根发炎会使恒牙过早萌出，也会影响恒牙的牙胚，导致恒牙釉质发育不全。

　　第三，乳牙可以辅助发音。乳牙萌出期和乳牙列期是儿童开始发音和学习语言的主要时期。正常的乳牙列有助于儿童正确发音，若儿童时期乳牙损坏，尤其是像乳前牙大面积龋坏或过早缺失，发音会受到明显的影响。

第四，乳牙有利于面部美观以及心理健康。乳牙在儿童面部美观方面也有着举足轻重的作用。一个满口乳牙龋坏和乳牙过早脱落的孩子是不愿意张口说话的，心理健康也会受到影响，因此重视和保护乳牙尤为重要。特别应认识到，乳牙萌出后就要加以保护。医生会重视口腔卫生宣教，消除家长"乳牙是暂时性的无关紧要的"错误观念，使孩子们都有一口健康漂亮的牙齿。

10. 乳牙健康的现状

现代人精神和物质水平提高了，在饮食结构上表现为食物更加精细，糖类食品的消费量骤增，这些变化对儿童和青少年牙齿的健康十分不利，导致患龋率迅速增加。我国有的地区 6 岁儿童的患龋率高达 95%，而有些发达国家 6 岁儿童的无龋率高达 95%。我国儿童患龋率高，治疗率却很低。2008 年第三次全国口腔健康流行病学抽查调查资料显示，我国 5 岁组儿童龋病未治疗率高达 97.1%，甚至部分基层和农村的治疗率几乎为零。我在 2017 年到湖南长沙的一个偏远的地区做口腔卫生宣教和检查工作，发现当地的孩子大多是留守儿童，由爷爷奶奶带大，很多人没有见过牙刷，更谈不上刷牙的习惯和方法，每个孩子都有不同程度的蛀牙，更遗憾的是当地没有口腔卫生医疗机构，即使有牙病也得不到及时和优良的治疗。

现在儿童乳牙健康状态堪忧，一方面是由于家长对儿童牙齿保护的意识不足，另一方面是由于我国目前 16 岁以下的儿童和青少年约有 3 亿多人，相当于欧盟人口总和，而从事儿童口腔疾病防治的医务工作者却很少，解决这些情况需要家长和医生共同的努力，父母对牙齿的防治工作任重而道远。

11. 3~6 岁孩子最好的龋齿预防方法

孩子 3~4 岁时乳磨牙的颌面好发龋坏，4~5 岁时，乳磨牙的邻面好发龋坏，因此口腔检查过程中还要儿牙医生重点检查龋齿好发的部位，必要的时候可以及时做涂氟和窝沟封闭。氟可以有效地防龋，建议用于菌斑控制不佳或不良喂养习惯所导致的有患龋倾向的儿童或已经患龋的儿童。

对有患龋风险的乳磨牙可以做窝沟封闭，并且定期复查，必要的时候再次修补脱落的封闭剂；对于已经发生蛀牙的牙齿进行充填治疗；牙体被破坏大的可以进行预成冠修复；有严重的牙髓症状的要及时地拔除患牙，并及时制作间隙保持器。

五、6～10 岁口腔保健知识

孩子开始换牙后会遇到很多问题，尤其是各种不良习惯导致的牙齿和面容的改变，有些甚至会影响孩子今后的生活。父母需要正确看待这些问题，并知道如何处理，帮助孩子学会并使用正确的独立护齿方法。

1. 6～10 岁的孩子如何刷牙

6～10 岁的孩子正处于学龄期，这一时期孩子的责任心增强，需要具有承担家庭作业以及部分家务工作的责任行为，还应树立自己进行口腔保健的责任心，家长的责任转变为积极的监督。

在这一时期的前半段，大多数孩子能够自己进行基本的口腔卫生保健、刷牙和使用牙线，父母仅需要帮助他们用牙刷或者牙线清洁一些难以刷到的区域，同时需要定期检查孩子的牙齿是否清洁干净。这一时期的孩子有很好地咳出和吐出的能力，所以不必担心吞咽含氟牙膏这一问题，我建议一定要使用含氟牙膏。

早期牙齿不齐的孩子经历了很多的牙齿治疗，与此同时也增加了蛀牙和牙周疾病的发生概率。因此家长要特别关注这些孩子的口腔卫生健康，建议增加刷牙和使用牙线的频率和程度，在含氟牙膏提供有效的氟化物同时，也要定期地到诊所来复诊评估口腔的卫生和健康状况。

2. 孩子喜欢咬嘴唇对健康有影响吗

孩子因为学习紧张等各种原因想分散注意力，经常会有咬下嘴唇的习惯，父母平日的劝导也很难使其改正。当发现孩子下嘴唇有很深的牙印，同时上颌变得前突，从侧面看特别明显时，就需要及时问诊治疗，如果不及时治疗，会对面型造成不可逆的影响。

很多医生同行遇见这样的问题会建议等孩子11～15岁换完牙齿后再矫正，可是不良习惯短期内难以改正，这会错过面型矫正的最佳时期。更重要的是原本是牙齿的问题，但因为长期外力限制了下颌骨的正常生长，渐渐演变成了骨性的问题，矫正难度会增加很多。

3. 孩子喜欢咬铅笔对健康有影响吗

孩子上学后受学习压力影响想转移注意力，会出现一些不良习惯，较常见的是咬铅笔，不仅不卫生，而且长期如此会让牙齿畸形，影响咀嚼和发音等功能，进而影响孩子的生长发育。家长发现孩子有不良习惯要及时带孩子到诊所检查，必要时进行早期矫正干预。

4. 孩子为什么只用一边的牙齿吃东西

细心的家长会发现，孩子在吃饭的时候习惯用一侧来吃，长期这样会导致一侧的咬肌比较发达，另一侧功能会萎缩，从而导致面型大小不一样，并且对咬合功能也会产生一定的影响，这是为什么？

第一，蛀牙。很多小朋友早期有蛀牙，可是也没有太多的疼痛，只会觉得有些不适，所以习惯性地用另一侧吃饭，不去碰蛀牙，长此以往就会出现偏侧咀嚼。如果家长发现孩子有蛀牙，应该立即到牙医诊所进行补牙，或者进行根管治疗；如果这个牙齿还没有马上替换，就需要给孩子做一个临时的牙套；如果是恒牙，需要到成年以后才能做牙套。

第二，没有正常咬合关系。有时候孩子用一侧吃饭，往往是因为另一侧无法咬合，医学上叫作锁合，就是上面的牙齿完全在下面牙齿的外面，或者下面的牙齿完全咬在上面牙齿的外面，导致咬合时上下牙咬合面之间没有接触，这种牙齿没有咀嚼的功能，家长需要带孩子来筛查，如果发现有这种无咬合的锁合需要尽快做牙齿矫正。

第三，有缺失牙。有一侧的大牙1~2颗缺失，往往对应上面的牙齿就没有咬合功能，这个时候孩子就会习惯性的用一边吃饭，这种情况也需要及时找牙医对症治疗。

5. 刚换的门牙有缝或者歪斜需要马上矫正吗

细心的家长会发现孩子6岁左右刚刚换的门牙有缝隙，并且牙齿是长歪的，这种情况常见的原因是旁边未萌出来的小门牙（侧切牙）的牙胚暂时压迫门牙的牙根，导致门牙有缝。如果是这种情况不需要特殊处理，定期观察就行，但要排除病理性的原因：一种是唇系带过长会引起门牙的缝隙，经过医生评估必要时需要做唇系带的修整术，然后局部矫正；另一种是门牙之间有多生牙，这个时候需要拍片来确诊，一旦确定两颗门牙之间有多生牙，建议立即拔除后做局部矫正。所以孩子门牙有缝需要及时到诊所，由专业的医生来判断是否需要处理，以免耽误旁边牙齿的正常萌出和日后的美观。

6. 孩子不长个子跟牙齿有关吗

我们来看看下面这张照片，孩子今年 7 岁，因为长期张口呼吸，没有引起家长的重视，导致上颌门牙明显的前突（见图 5－1），下颌乳牙没有位置正常萌出，后面牙齿咬合不好，食物咀嚼效率很差。家长告诉我，孩子吃饭时往往咬两下就整个吞进去了，经常挑食，个子长得也不是很高，每次排队时总是站在第一排，小时候经常感冒发烧体弱多病。长此以往，孩子消化系统得不到很好锻炼，营养不均衡，会严重地影响食物的消化和吸收。孩子处于生长发育的关键期时，牙齿功能欠缺会让孩子消瘦，对成年以后机体的免疫力有很大的影响。

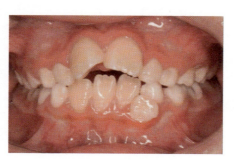

图 5－1 张口呼吸会影响孩子生长发育

7. 多吃粗粮，锻炼牙齿正常替换

现在食物非常精细会让牙齿得不到锻炼，乳牙的牙根无法吸收导致乳牙滞留在原位，要长的恒牙因为没有空间，只好从旁边长出，重叠的牙齿不仅会加重蛀牙的风险，更严重的是没有一个良好的咬合关系导致牙齿咀嚼功能差，影响身体的发育，对美观也有直接的影响。那如何让孩子的牙齿正常替换呢？很简单，多吃粗粮，例如五谷杂粮和坚果，还要多吃蔬菜、水果。这些食物有一个共同的特性，就是需要细细咀嚼，让孩子常吃这种食物，可以借由反复的咀嚼来训练咀嚼肌的力量，进而刺激骨骼肌肉均衡发展。简单地说，健康均衡的饮食才能促进牙齿良好的发展，不要只给孩子吃煮得太烂、太软和过于精细的食物，这样久了，反而会让孩子丧失基本的咀嚼能力，严重的时候甚至会影响骨骼发育，导致咬合异常。

程医生的叮咛：

现在很多 6 岁左右的小朋友因为牙齿长出后乳牙未脱落来诊所拔牙齿，这不仅增加了孩子看牙的负担，而且有些乳牙即使拔除，恒牙也未必能长整齐，所以建议家长让孩子多吃用牙齿啃的食物，尤其是苹果和玉米，帮助孩子的牙齿正常替换。

8. 孩子有张口呼吸或打鼾的习惯吗

家长发现孩子睡觉的时候偶尔会张嘴呼吸，甚至打呼噜，大多以为是玩累了，或平时作业多导致的，但如果长期如此，就要考虑是否有其他原因。正常情况下呼吸是由鼻腔进行，当气道阻塞时无法经由鼻腔自由呼吸，被迫张口呼吸，睡觉的时候因为闭口或者是舌后坠会出现打鼾的情况。长时间张口呼吸或者打鼾会导致口干和唾液减少，蛀牙的概率会增加，更重要的是大脑会因为严重缺氧而导致精神状态不佳，对孩子的身心发育都有严重影响。

9. 孩子学习成绩不好跟牙齿有关

家长往往发现自己牙齿没问题，可孩子却会因为牙齿突出而到诊所求诊。青少年如果因为牙齿突出而出现张口呼吸的情况，就会处于长期缺氧状态，导致注意力不集中，早上起床后精神恍惚，眼睛周围会有黑眼圈，上课没有办法集中注意力，久而久之会导致学习成绩下降。家长了解后恍然大悟，原来学习成绩不好跟张口呼吸有关，因此及时治疗张口呼吸对孩子的学习成绩和效率也是有很大的帮助的。

10. 为什么我们家孩子没下巴

一位妈妈带着 7 岁的彤彤来诊所看牙，告诉我孩子从侧面看，没有下巴，不知道为什么。通过拍 X 光片和口内检查，我们发现孩子的腺样体明显肥大，通过询问得知孩子没有咬下嘴唇等不良习惯，但平时在家里睡觉时张口呼吸，偶尔有打呼噜的现象。长时间的张口呼吸会导致脸颊肌肉压迫上颌牙齿导致上颌牙弓的狭窄，上颌门牙会明显前突影响面型。

11. 为什么我们家孩子驼背

家长带孩子来检查牙齿，无意间发现孩子驼背，我开始警觉，询问家长后得知孩子小时候就有睡觉时张口呼吸的习惯，每天醒来总感觉没有精神。为了诊断，我建议拍一张侧位 X 片，果然发现呼吸道异常狭窄。气道狭窄引起的张口呼吸有时候表现在驼背上，因为孩子为了保持气道通畅，会刻意前伸脖子才能正常呼吸，久而久之会引起驼背。

12. 鼻呼吸的重要性

呼吸是每天再正常不过的日常行为，正常到大家已经忘记了它的重要性，就像忘记心脏跳动对我们的重要性一样，呼吸方式非常重要，鼻子对吸入的空气有湿润、温暖和过滤杀菌的作用，对面部发育有促进作用。鼻子呼吸时嘴唇闭合，舌头自然上抬，面部发育协调美观。可随着空气的污染和环境的改变，很多孩子都患有因鼻炎或其他原因导致的长期气道堵塞，这使孩子需要借助口呼吸，由此出现的鼻中隔偏曲、鼻甲肥大、鼻息肉或腺样体肥大等会导致气道狭窄，所以孩子不得不用口呼吸。虽然心脏停止跳动生命就要结束，可是鼻子不能呼吸，口呼吸可以替代。只是口呼吸时，冷空气直接刺激咽部，容易导致炎症，同时口腔内舌头降低，导致颊侧肌肉力量大于没有舌头支持的舌侧肌肉力量，长期受压后出现牙弓狭窄。

程医生的叮咛：

很多学者认为应该在出生的第一年评估是否存在口呼吸的问题，口呼吸时头会前倾以获得更多的咽部空间来进行呼吸，所以很多孩子有口呼吸的同时伴有驼背，通过治疗口呼吸，孩子的驼背问题自然就解决了。

13. 气道狭窄

5岁的小辰因为牙齿前突面型不好来诊所看诊，妈妈告诉我孩子从 3 岁时就开始打呼噜，一阵一阵的，习惯张着嘴巴睡觉，换床睡后在隔壁就能听到孩子的呼噜声。每天晚上 9 点就睡觉了，很有规律，可不知道是什么原因，远远望去，孩子精神恍惚，有黑眼圈，鼻子上挺，上颌牙齿明显前突，嘴巴不能自然闭拢。小辰出现这种情况就是因为气道狭窄。

气道狭窄一般是指呼吸道的通气不畅，主要的病因是上气道的占位性病变，最常见的是鼻炎引起的鼻塞、扁桃体肥大和腺样体肥大，有先天疾病或外伤等颅面发育障碍导致的下颌发育不足也是重度气道狭窄的主要原因。此外，肥胖、家族遗传和神经肌肉性疾病也是诱发和加重儿童气道狭窄的一个原因。气道狭窄往往会导致张口呼吸或打鼾，长期受到这样影响的孩子学习成绩会下降，或者有的孩子下颌后缩，有的孩子驼背，这些情况在孩子 2～10 岁经常出现。另外在青春期的后段会产生第二高峰，会伴随夜间打鼾、呼吸暂停的现象，还会出现嘴唇发绀、睡眠不安，白天也常有鼻道阻塞、张口呼吸、多动症、容易激怒和行为障碍。青少年因为能量消耗大，可并发消瘦以及心血管系统疾病，夜间生长激素分泌减少，表现出生长发育迟缓、睡眠结构紊乱，出现认知障碍。

14. 孩子健康的隐形杀手——腺样体肥大

由于环境的改变，很多孩子都有鼻炎，同时因为食物刺激和免疫力降低，容易出现扁桃体发炎，大多家长都知道这两个原因会阻塞气道，导致呼吸道狭窄，引发各种牙齿问题。可近来进一步研究发现，呼吸道狭窄还有一个不被家长察觉的原因——腺样体肥大。

腺样体位于鼻咽部的顶部与咽喉壁处，属于淋巴组织，腺样体和扁桃体一样，出生以后随着年龄的增长而逐渐长大，4~6岁时为增殖的旺盛时期，10岁以后逐渐萎缩。腺样体肥大系长期炎症的反复刺激而发生病理性的增生，从而引起鼻塞、张口呼吸的症状，尤其是夜间症状加重，出现睡眠打鼾、睡眠不安，患儿常不时翻身，仰卧时更加明显，严重的时候可出现呼吸暂停。由于腺样体肥大常常堵塞气道，被迫张嘴用口呼吸。长期用口呼吸，为了使气道增加，舌头会习惯性地降低。我们上颌的牙弓有一道天然的动态的屏障，让牙齿保持在一个正常的弓形，一个是脸颊的肌肉，另外一个就是口内的舌头。如果舌头长期下降，牙齿的内侧没有力量支撑，很明显两侧肌肉面颊的力量会作用于牙齿，导致牙弓狭窄，狭窄的牙弓会使上前门牙明显的前凸，最后出现典型的上颌前突。

（1）什么是腺样体面容

腺样体肥大的孩子气道会变窄，为了减轻其呼吸困难，舌体会向下或前伸，久而久之会造成上颌牙弓的狭窄或下颌前突的畸形。其表现为：下颌后缩"地包天"，牙齿外凸，上牙弓狭窄，鼻尖外挺，嘴唇无法正常闭合，上唇短翘外翻，偶尔黑眼圈或驼背，白天嗜睡，无精打采，严重影响面部的美观，我们称之为"腺样体面容"（见图5-2）。

（2）如何及时发现和治疗腺样体肥大

3岁以上的孩子睡觉有张口呼吸和打鼾的症状时家长要警觉，带孩子去医院耳鼻喉科检查，确诊后医生会评估是否需要治疗。很多

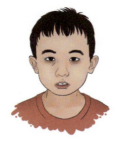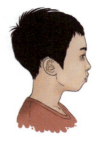

图5-2 "腺样体面容"的正面像和侧面像

孩子是因为牙齿或面型问题来口腔诊所，牙科医生怀疑有腺样体肥大时会建议拍X光片筛查，有腺样体肥大问题会转诊耳鼻喉科做治疗后再回诊所矫正牙齿，这样标本兼治、不易复发。

腺样体一般在孩子10岁左右开始萎缩，对于严重影响睡眠、学习、牙齿和面型的腺样体肥大建议立即手术。手术在耳鼻喉科的全麻下进行，手术后对气道的通畅有立竿见影的效果，及时切除腺样体可以有效避免牙齿和面型的改变，进而避免因腺样体肥大造成的牙列不齐。

程医生的叮咛：

腺样体切除对日后的健康没有影响，但选择手术医生很关键，有的医生手术方法是挖除，术后容易复发，增加孩子和家长的负担；有的医生手术方法是彻底切除，手术后3个月可以开始牙齿矫正等相关治疗。

（3）家长不同意做腺样体和扁桃体切除术，怎么办

如果上呼吸道阻塞因素不去除，不能使用鼻呼吸，影响正常的吞咽功能，早期矫正的口面肌功能治疗就不能达到目标，即使做好矫正也有复发的风险，因此在此之前需要和家长充分沟通并签署知情同意书。另一个现实的问题是，腺样体或扁桃体的切除应该由耳鼻喉科的医师进行，但目前尚未形成一个完善的口腔医生与耳鼻喉科医生共同协作治疗患者的机制。可喜的是，现在已经有越来越多的相关学科开始重视腺样体肥大和扁桃体肥大带来的呼吸阻塞的问题，以及对睡眠呼吸的影响，有望实现多学科协作，从整体出发进行治疗。

15. 牙外伤如何处理

五一劳动节假日前，临下班有一位 8 岁的孩子来急诊，家长告诉我孩子在外面玩耍时不小心头朝地摔倒，牙齿摔断了，并把用纸巾包好的牙齿给我看，可是牙齿已经裂成几段，无法使用。口内检查发现孩子摔断牙齿的牙神经已经大面积暴露，牙齿必须做牙神经治疗，折断的牙齿只能临时修复，等到 18～20 岁成年后再做永久修复。

一切机械力造成的人体损伤都称为外伤。牙外伤是指牙齿受到急剧的创伤，特别是撞击所引起的牙体硬组织、软组织的损伤。乳牙外伤常发生于 1～2 岁的儿童，约占乳牙外伤的一半，主要是由于 1～2 岁的儿童开始学习走路，运动反应能力都处于正在发育阶段，容易摔倒或撞在物体上，并且不会应急性地躲避，容易造成牙外伤。牙外伤造成牙齿移位比较常见，特别是刚刚萌出的乳牙，约占牙外伤的 80%。年轻恒牙外伤多发生于 7～9 岁的儿童，占恒牙外伤的 50%～70%。随着年龄增长，牙外伤发生率降低，但年轻恒牙外伤发生率高于乳牙，男孩发生率高于女孩。外伤牙齿多发生于上面的门牙，下颌牙齿较少见。

青春期的孩子往往易动，喜欢打闹，同学之间难免会追逐打闹，不小心会跌倒，其中最大的一个影响就是伤害到前面的门牙，家长对这些突如其来的问题常常不知所措。遇到下列牙外伤，我们该如何处理呢？

第一，牙齿移位。即牙齿不在原来的位置，但没有脱落，这时候家长需要第一时间把孩子带到诊所，医生通过拍片确定牙齿本身没有问题的前提下，会迅速地把牙齿移到原来的位置，固定一段时间后牙齿还是可以很好地恢复，恢复期要饮食清淡，勿吃硬物。

第二，牙齿松动。受外伤的牙齿往往会出现松动的情况，这个时候家长要提醒孩子不要用手去移动牙齿，这会加重牙齿的松动，导致牙齿脱落，同时会有感染的风险，因此家长应该立即将孩子带到诊所，由医生进行处理。如果仅仅只是松动，通过拍片检查确诊后，医生会想办法在原位把牙齿和邻牙稳定的牙齿一起结扎固定，大约 3 个月左右，牙齿就可以牢固并开始行使正常的功能。在结扎固定期间，不要使用松动牙齿吃硬东西，避免受到二次伤害。

第三，牙齿因意外而脱落。小楠 8 岁，上体育课时与同学相撞后门牙撞脱位，老师赶紧把牙齿用纸巾包好，通知家长带孩子到诊所处理，可是因为缺水，牙齿已经无法再植，即便老师和家长有捡好脱落牙齿及时就诊的意识，因处理方法不当也会造成伤害。正确的方法是在事发现场迅速捡起脱落了的牙齿，用自来水简单冲洗后，直接将牙齿放入牙槽窝，并立刻带孩子去医院就诊；也可以在附近超市买纯牛奶或在药店买生理盐水浸泡脱落了的牙齿；实在不行可以让孩子将脱落了的牙齿含在舌下（但含在口里面有误吞的可能性），只要及时就诊，将牙齿重新固定在牙床内还是可行的，但需要定期观察（见图 5－3）。一旦日后有牙髓坏死的情况，就需要立即做根管治疗，等到成年以后做牙冠的修复。

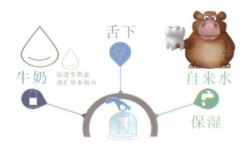

图 5－3　牙齿摔脱急救措施

第四，牙冠折断。牙冠一旦折断，家长要尽量找到这段牙冠，并立即找到医生，医生可以把这个牙冠重新粘固起来，只要不受特别大的力量，可以和正常牙齿一样行使功能，并要定期回访，如果有松动迹象就需要成年后进行永久修复；如果折断的牙冠可以看到暴露的牙神经，需要立即做牙神经的处理，避免日后牙齿疼痛发炎，且成年后要做永久修复。

第五，牙齿震荡。这种情况见于外伤后牙齿出现短暂性的麻木，会感觉牙齿酸痛，上下牙齿咬合时有不适，检查时并没有明显的松动或移位，轻轻地叩击牙齿时会有轻微的不适，X 光片显示也没有明显的异常。一般来说牙震荡恢复相对较容易，在没有咬合创伤的时候可不做特殊处理。家长要监督孩子避免咬硬物，恢复至少需要两周左右，并定期复查观察牙髓的活力。

程医生的叮咛：

上面几种情况一旦发生以后，家长要带孩子定期复查，尤其是孩子正处于生长发育的动态变化中，且牙外伤的预后较为复杂，很可能会出现牙神经坏死，一般见于牙外伤发生一两个月以后，牙齿颜色会慢慢变暗，出现这种情况需要马上做牙神经的治疗，以保证牙齿不出现炎症。等到孩子成年以后，需要及时做一个牙套，避免牙齿折断，对孩子的健康和美观十分有帮助。

16. 6～10岁孩子最佳的龋齿预防方法

牙齿在萌出阶段或者萌出后的成熟过程中，具有较高的蛀牙风险，因此要对刚萌出的恒磨牙做预防性的窝沟封闭，以减少蛀牙的发生。

这个年龄段的儿童处于混合牙列期（口腔内乳牙和恒牙都有），在进行口腔检查时，应注意鉴别牙齿的数目和形态，萌出是否有异常，涉及面型的问题应该尽早地矫正。

学龄期的儿童，特别是7～9岁的儿童活动性较强，上颌的门牙受到外伤的可能性较大，一旦发生，尽量保存年轻恒牙的活力，促进牙根的继续发育。

17. 花两年打基础，为矫正做好准备

很多家长在孩子 11～15 岁时会主动找医生做牙齿矫正，这说明大家对牙齿矫正的意识普遍增强，影响孩子牙齿健康和美观的问题会得到及时治疗，也避免成年后手术的风险，但有时孩子的牙齿不能马上矫正，需要做很多前期准备的工作。

大伟今年 13 岁，周末休息时妈妈特意预约时间找我给孩子做牙齿矫正。做常规矫正口腔检查时发现孩子牙齿刷得极不干净，牙齿表面有很多软垢和牙结石，导致牙龈明显肿胀，有部分牙齿的牙根有些暴露。这种情况需要立即洗牙，并做系统的牙周治疗（清洁牙龈下面看不见的牙结石，恢复牙龈的健康），待牙周治疗结束后评估牙齿是否可以做矫正，可是牙周治疗往往需要数月时间，同时孩子刷牙方法不当也需要很长的时间去纠正，并且需要时间去学习正确的刷牙方法。牙齿矫正期间，固定矫治器粘在牙齿上使得日常护理会变更加困难，如果没有养成正确的刷牙习惯，在牙齿矫正过程中将增加牙龈发炎的风险，如此一来，将影响孩子最佳治疗时间。

再举另外一个例子，辰辰今年 13 岁，念初中，住读，妈妈开家长会时见到班上同学很多都在做牙齿矫正，便通过问询带孩子来找我。在和孩子沟通的过程中，我发现他不爱说话，性格内向，检查牙齿发现牙齿除了不整齐以外，前面牙齿表面有大面积脱矿的迹象（见图 5－4），后面大牙已经有很严重的蛀牙（见图 5－5）。辰辰告诉我他在学校没有刷牙的习惯，喜欢喝碳酸饮料，在家也是随意刷几下，牙齿经常痛，不敢告诉父母，只是自己忍着。同时，他的上

颌牙弓偏窄（正常是上颌牙弓咬在下颌牙弓上），为了保证正常的咀嚼和矫正的稳定就需要扩弓（让上面牙弓的宽度达到正常），可是问题来了：孩子13岁，通过CT检查发现生长发育已进入晚期，现在扩弓还有机会，但是牙齿脱矿和后面大牙蛀牙的问题很严重，下面有一颗刚长出来的大牙因为被严重侵蚀已无法保留，只能拔掉（见图5-6），同时脱矿的牙齿需要长时间治疗，并重新培养正确的刷牙方法和习惯，否则矫正期间牙齿很容易再次蛀掉，等到治疗结束后，扩弓效果会更有限。很多事情有因果关联，必须按照一定顺序才能完成，可是在特定的时间里如果没有做好准备将错失最佳矫正机会。

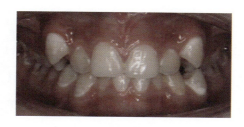

图5-4　前面牙齿不整齐，表面有脱矿迹象

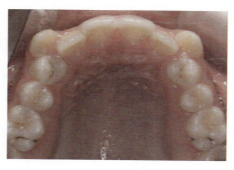

图5-5　后面大牙已经开始龋坏

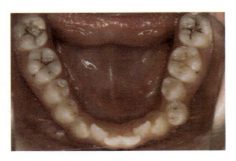

图 5－6　下颌两侧最后大牙已全部大面积龋坏

那么在牙齿矫正的黄金期（9～10岁），孩子到底要做哪些准备呢？

首先，养成正确的口腔护理习惯，比如早晚刷牙和饭后使用牙线，保证在固定矫正期间依然可以很好地维护口腔内的健康，避免牙龈炎症和牙齿脱矿。

程医生的叮咛：

我建议孩子要定期检查牙齿，尤其是在孩子准备做矫正的前两年，首先要让孩子养成正确刷牙和使用牙线的好习惯。我除了会教孩子如何正确刷牙，更会通过定期的检查来评估孩子刷牙是否正确，对于刷牙有问题的孩子我会再次评估是方法还是态度的问题，并有针对性的给予帮助。这件事情很重要，可以帮助孩子从此养成正确刷牙的好习惯，同时利用牙齿矫正前两年时间检查是否有蛀牙等牙齿健康问题，针对有问题的牙齿及时治疗，以免影响孩子后期矫正的黄金时机。

这件事情需要家长长期监控，并不断给予鼓励，直到孩子可以保质保量地独立维护好自己的口腔卫生。曾经有孩子做完矫正后虽然牙齿很整齐，可是牙面会有早期蛀牙的脱矿症状。因此，要从小培养孩子正确的口腔护理意识，并养成良好的习惯，保持牙齿健康。

其次，检查可能的蛀牙并及时修补，牙齿不整齐的孩子蛀牙的概率比牙齿整齐的孩子要大得多，这是因为不齐的牙齿刷牙时会十分困难，有些死角很难刷到，需要更多的时间去维护。因此在孩子还没有做牙齿矫正之前需要提前检查口腔内是否有蛀牙，并及时修补，防止在牙齿矫正期间加剧蛀牙的病情，避免做牙神经的治疗等。

最后，进行可能的早期矫正，比如固定矫正前的扩弓治疗，可以帮助改善后牙"地包天"并为前牙排齐创造一定间隙，这种治疗需要孩子定期检查，由医生做出评估和建议，一旦需要扩弓，就需要抓住孩子生长发育的高峰期，尽快治疗；如果没有定期检查和及时发现，孩子生长发育停止时再做矫正，治疗效果会很有限，同时会增加矫正的难度。

这里有父母最关注的牙齿矫正问题，为父母解答各种疑惑，让父母充分理解并支持孩子在 11～16 岁的黄金年龄段做牙齿矫正。

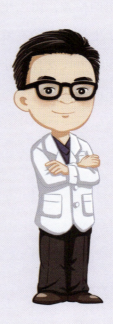

六、你一定要知道的牙齿矫正知识

> 11～16 岁是青少年牙齿固定矫正的黄金期，这个时期做牙齿矫正简单、高效、不容易复发，并且治疗效果较好，同时牙医会通过定期复查帮助孩子学习正确的护牙方法，让孩子养成良好的口腔保健习惯。

1. 11～16 岁的青少年如何进行口腔保健

根据第四次全国流行病学的调查，以青少年为例，在刚换牙的早期（11～15 岁），大约有 72.92% 的人有错颌畸形，也就是说 10 位 11～15 岁的青少年中就至少有 7 位需要矫正。这些需要矫正的病例集中在牙齿拥挤、牙齿之间有缝隙、"地包天"、龅牙、双颌前突等各种错颌畸形，这些牙齿的错颌畸形一旦得到有效的治疗，对牙齿以及全身的健康有莫大的帮助。

11～16 岁的青少年具有足够的口腔保健能力，但是否自觉地进行彻底的口腔保健，成为这个年龄段的主要问题。不良的饮食习惯和青春期激素的改变，增加了青少年蛀牙和牙龈炎的危险，对医生和家长来说，继续帮助和指导青少年越过这段困难时期是非常重要的。父母要激励他们像年轻的成年人那样增强责任心，同时父母不要独裁专制，这将有助于孩子接受新的准则。父母要接纳孩子的个性改变，同时要继续加强对孩子口腔卫生保健的指导，增加青少年关于牙菌斑和口腔疾病的知识，将有助于帮助青少年养成良好的口腔卫生习惯。

这个时期的青少年因经常饮用碳酸饮料使口腔问题变得越来越严重，经常一天多次饮用，且口腔卫生维持工作不到位，使牙齿经常处于脱矿环境中，往往导致广泛的早期蛀牙。因此这个问题要引起家长和孩子的关注。

碳酸饮料的成分主要是糖浆和二氧化碳，没有营养，经常喝除了会引起肥胖，还有可能导致骨质疏松和心脏病等，对糖尿病等现代疾病也是一个潜在的危险因素。碳酸饮料在世界各地广受欢迎，但是根据一份调查显示，若每天喝 3 罐碳酸饮料，日积月累会使牙齿龋坏。研究人员抽查市面上 20 种不同的碳酸饮料，发现 13 种酸度偏高，可溶解保护牙齿的釉质，其中部分饮料的酸度超标。有专家指出，若每天饮用酸性以及含糖分的软饮 1~2 年，牙齿表面的釉质便会被酸蚀掉（见图 6-1），所以家长应该监督青少年不喝或者

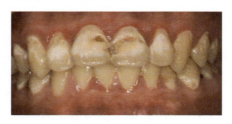

图 6-1　不刷牙和长期喝碳酸饮料容易引起"可乐牙"

少喝碳酸饮料，这样对牙齿的健康是有很大帮助。

照片上是一名 12 岁孩子的牙齿，孩子在国外留学，圣诞节回来后家长发现孩子经常说牙齿疼痛，便立即带孩子来诊所看牙。检查发现孩子的牙龈明显红肿，口腔卫生不好，更严重的是很多牙齿明显脱矿，有些牙体长期脱矿已经开始大面积崩脱，导致牙神经暴露，遇冷遇热非常疼痛。通过询问得知，孩子因平时没人监管不太认真刷牙，而且每天喝碳酸饮料，还不及时刷牙漱口。很可惜，这么年轻的孩子很多牙齿都需要做根管治疗，并且成年以后需要做牙齿的修复。

程医生的叮咛：

看了那么多青少年矫正牙齿，我发现一个规律：凡是住读或留学的孩子口腔卫生状况比走读的孩子要差，可能是这些孩子离开父母的照顾后放松了对自己健康的关注，刷牙开始马虎，同时容易受到周围环境的影响，喜欢吃甜食和接触碳酸饮料，最终造成不可逆的牙齿伤害。单纯从牙齿健康的角度考虑，我建议走读或留学的孩子更需要父母的提醒与督促，不少或少吃对牙齿健康有影响的食物（见图 6－2）。

2. 牙齿不齐的孩子为何越来越多

牙齿不齐是一种因为现代生活方式而使患龋率提高的疾病，有一部分原因是和现在进食的食物较软而造成的咀嚼功能减弱有关。

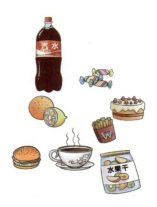

图 6 – 2　对牙齿健康有影响的食物

在原始社会，良好的颌骨和牙齿功能是生存的重要条件，一个功能强大的咀嚼器官对于进食没有加工或者部分加工的肉类或植物是非常重要的。古代猿人要调动身体的每一块肌肉，从一个几乎没有加工过的动物上咬下一块肉，从这点看，我们应该感谢随着人类文明的进化，食物对牙齿的要求在降低，但却导致咀嚼功能退化后牙齿的生长发育开始异常。有哪些因素导致牙齿不齐呢?

第一，人的颌骨由猿人变成现代人以后，体积越来越小，但牙齿数量没有改变（见图 6 – 3）。恒牙萌出的过程中受相邻牙齿拥挤的影响，出现牙齿排列不齐。

第二，食物越来越精细。我小时候在农村长大，吃的都是五谷杂粮，很少牙痛，乳牙都是自己换的，没有看过牙医。可现在的食物加工很精细，像面包、蛋糕和饼干等，不需要过多的咀嚼，便可以完全消化吸收，使乳牙得不到锻炼，乳牙的牙根没有及时吸收，于是长期滞留，等到换牙的年龄，恒牙需要萌出，由于位置被占据，只能从旁边萌出，于是牙齿排列不整齐了。

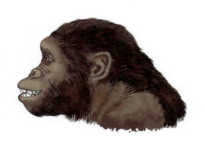
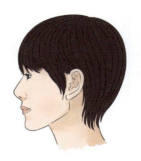

猿人   现代人

图6-3　颌骨的变化

第三，龋齿的影响。由于食物精细，含糖量较高，人们口腔保健意识差，刷牙方法不正确，容易过早的蛀牙和牙齿缺失，旁边的牙齿就会占据缺失牙齿的位置，出现拥挤的情况。

3. 什么是牙齿矫正

牙齿矫正在专业上称为错颌畸形治疗，世界卫生组织（WHO）把错颌畸形定义为牙面异常，不但影响外貌，同时也影响牙齿功能。绝大部分的错颌畸形是儿童在生长发育过程中，受先天的遗传因素或后天的环境因素影响形成的，比如全身疾病、不良口腔习惯、牙齿排列不齐、颌骨大小不一等原因。牙齿矫正是用一种矫正牙齿的装置粘在牙齿上，来调整牙齿的位置、面部的骨骼和颌面肌肉三者之间的平衡和协调，除了可以将牙齿排列整齐达到美观的目的以外，还可以让牙齿以及牙龈等牙周组织更加健康，同时牙齿矫正还可以改善牙齿的咀嚼功能，使牙齿咀嚼更有效率。

自古以来，人类就有牙齿拥挤、排列不齐、前牙突出等问题，为矫正这些问题所进行的尝试可以追溯到公元前 1000 年。古希腊和古伊特鲁里亚的旧址中都发现了原始的牙齿矫正器，这是迄今为止发现的最早的矫治器。公元前 460～377 年，有学者最早论述了牙颌面畸形。公元 1 世纪时，罗马医生 Celsus 教人用手指推牙矫正错位牙，这个可以视为最原始的矫治技术。1728 年法国医师 Fauchard 首先报道了机械性矫治器的使用。近代口腔正畸学的发展是在 19 世纪末和 20 世纪初开始的，经过不断的发展演化，美国学者 Edward H. Angle 将口腔矫正发展成为口腔医学的分支科学。到了 1890 年左右，Angle 建立了牙齿矫正的标准，这些标准对以后的医生影响深远。那时还没有矫正医生，Angle 最早是牙齿修复医生，于 19 世纪80 年代在美国宾夕法尼亚大学和明尼苏达牙科学校任教，50 岁后开设了世界上第一所正畸学校，把牙齿矫正发展为一门学科，许多正畸界的先驱都曾在他的学校受训。Angle 是"现代口腔牙齿矫正之父"，他在 1899 年提出了牙齿畸形的分类标准，并发明了各种牙齿矫正的材料和方法（见图 6－4）。

时代在改变，随着生活水平的提高，很多人在生理需求满足的基础上开始寻求心理需求的满足，从刚开始主动因为牙痛去找牙医看牙，到现在越来越多的成年人或家长带着孩子主动要求做牙齿矫正。牙齿矫正也属于美的范畴，拥有一口洁白整齐的牙齿是每个人的向往。在某些发达国家，衡量一个人素质的高低，并不是他穿了一件多么好的衣服，戴了多么名贵的手表，而是看他有没有一口洁白、整齐和健康的牙齿。但是在中国，很多人存在着牙齿不整齐、"地

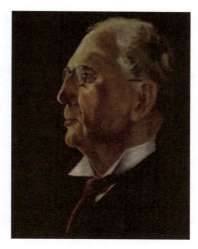

图 6-4　"现代口腔牙齿矫正之父"——Edward H. Angle

包天"等影响牙齿美观的问题，这些问题可以通过牙齿矫正来解决。

4. 为什么一定要做牙齿矫正

中国目前还缺乏牙齿矫正相关的详细数据，以美国现有的数据来说，美国公共卫生署（USPHS）曾经对 6~17 岁儿童做了大规模调查，在 6~11 岁组中，只有刚超过 50% 的美国儿童前牙排列整齐，其余儿童具有不同程度的牙齿不齐和拥挤；12~17 岁组中，只有 30% 的青少年牙齿相对整齐，超过 70% 的青少年有不同程度牙齿问题需要及时矫正，那么这么多青少年为什么要做牙齿矫正呢？

第一，牙齿不齐影响颌面发育。例如"地包天"，下面的前牙会咬在上面前牙的外面，限制上颌骨的发育，下颌会向前过度伸长，最后导致颜面中部凹陷，下颌向前突出。从侧面看，感觉像一个弯弯的月亮。

第二，牙齿不齐影响口腔健康。牙齿排列不齐，食物容易集聚在牙缝中，刷牙时很难刷干净，排列特别拥挤的牙齿，有些位置甚至永远也刷不到，容易引发蛀牙和牙周病等疾病。

第三，牙齿不齐影响口腔功能。牙齿除了咀嚼功能以外，还有发音功能，尤其是前牙，当前牙咬不住或缺失时会影响到发音，严重的下颌前突会造成吞咽困难，严重的下颌后缩会影响正常的呼吸。

第四，牙齿不齐影响美观。牙齿排列的整齐程度与容貌息息相关，例如"地包天"、龅牙，会使容貌会受到非常明显的影响。

第五，牙齿不齐影响心理健康。牙齿畸形会给青少年带来精神上的负担，容易形成自卑或孤僻的性格，甚至造成严重的心理精神障碍。

5. 牙齿矫正的治疗方法

孩子在生长发育的过程中，不同阶段的牙齿问题都可以通过牙齿矫正来解决。对于乳牙期的孩子，最常见的是乳牙过早缺失，出现的间隙需要做间隙保持，以保证后期恒牙的正常萌出；对于替牙期（丑小鸭期）的孩子，牙齿会出现"地包天"、前牙的开合、间隙不足等情况，需要尽快做牙齿早期矫正；恒牙早期，绝大多数牙齿矫正都可以在这个时候开始进行全面的牙齿正畸治疗，一般包括牙齿不整齐，牙齿三维中出现的宽度不调（需要扩弓）、长度不调（需要内收或外拉）、高度不调（需要压低或升高牙齿）等各个方面的牙齿矫正；同时对于成年人牙齿矫正，常见于因为骨性的原因要正畸和正颌手术的联合治疗。

根据生长发育的不同阶段，受到先天和环境的影响，孩子的牙齿和颅面会呈现不同的状况，父母对孩子的口腔健康和美观要有敏锐的观察，最好的方法是定期带孩子检查牙齿，或者发现异常及时预约医生筛查，早发现，早诊断，早治疗，不一定都要等到 11 岁以后，发现问题就要开始干预治疗。

第一，预防矫治。在牙齿和颅面的胚胎发育和后天发育过程中，各种先天后天的环境因素均可以影响其发育，造成各种牙齿和颅面畸形，而采用各种预防措施来防止各种错颌畸形的发生是预防矫治的主要内容。比如妊娠期的母亲需要注意营养，防止过量的放射线照射，以及注意药物的使用，以防止影响胚胎的发育。儿童牙齿萌出后，要定期进行口腔检查，早期发现问题，早期防治。蛀牙的早期治疗、口腔不良习惯的早期纠正，也需要尽早地开展。

第二，阻断矫治。牙齿和颅面发育出现问题时通过简单的方法进行早期矫正，阻断错颌畸形向严重的方向发展，将颌面的发育导向为正常称为阻断矫治。比如通过扩大牙弓解除后牙"地包天"，建立稳定咬合；保证呼吸道通畅，建立正常的鼻呼吸，避免张口呼吸；纠正咬嘴唇、吐舌等不良习惯引起的牙齿和面型畸形。

第三，一般矫治。是指 11 ~ 16 岁黄金期最适合做的固定矫正，是口腔牙齿矫正中最常见的，根据不同的牙齿颌面畸形选择各种矫治器。

第四，外科矫治。针对生长发育完成后严重的骨性的错颌畸形，通过牙齿矫正无法改善其外形，只有采用外科手术方法来配合矫正，称为正颌正畸联合治疗。

6. 我的孩子侧面看起来是正常的吗

牙齿矫正不仅可以矫正不整齐的牙齿，对面型也有一定的改善，这种面型的改善，最常见的就是侧面的改善，在11～16岁的青少年矫正黄金期尤其明显，因为孩子还处在生长发育过程中，颌骨有一定的生长潜力，再加上牙齿刚刚换完，可以马上粘上矫治器，给一点力量就可以引导颌骨生长，这种矫正堪比整形手术。对于家里有面型问题的青少年，家长不要再错过11～16岁矫正的黄金期。那如何判断侧面是否正常呢？这里有一个在家诊断的简单方法供大家参考：找一支笔或直尺，放在鼻尖和下巴之间，如果鼻尖、上唇边缘、下唇边缘以及下巴尖在同一条线上，这说明侧面是比较正常的，医学上把这叫审美平面，或者叫"E线"（见图6－5）。

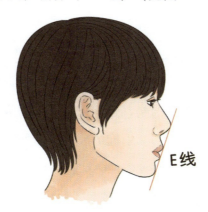

图6－5　"E线"是判断侧面是否正常的常用标准

7. "龅牙"需要做牙齿矫正吗

"龅牙"就是我们医学上说的上颌前突（见图6－6）。从侧面看，面下1/3特别靠前，对于强调"淑女"的东方审美观来说，显得有些格格不入。有"龅牙"的孩子除了从侧面看不太好看以外，因上下唇难以闭合，有的孩子会开唇露齿，显得面貌看起来很凶；其次，有"龅牙"的孩子还很容易受外伤，尤其是青春期的孩子，喜欢嬉戏打闹，外突的门牙很容易因为跌倒而折断；另外"龅牙"会影响发音，对于发"F"等音来说比较困难，会存在说话不清楚的情况；最后会产生心理影响，青少年"龅牙"容易被同学起外号，比如"龅牙苏""兔子牙"等，对孩子身心健康发育会有一些负面影响，很多青少年往往因为"龅牙"产生自卑的心理。

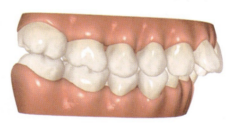

图6-6　图片显示上颌牙齿明显前突，和下颌前面牙齿之间有很大距离
（图片来自隐适美 ClinCheck 软件）

受亚洲人特殊的骨骼发育的影响，我在工作中接诊过大量的上颌前突病例，这些病例占总病例数至少50%，女性居多，主要的诉求是想通过牙齿矫正改善前突的面型，但是最终的效果往往因人而异。颌面、嘴唇等软组织是靠上下颌骨和牙齿来支撑，矫治器粘在牙齿上，力量直接作用于牙齿，前牙一般是倾斜移动。因此，牙齿矫正对于牙齿前倾的病例效果较好，部分牙齿的移动可以带动颌骨的位置发生少量的移动。

牙齿前突一般分为牙源性（牙齿原因导致前突）和骨源性（牙

槽骨原因导致前突）两种。青少年的牙源性矫正相对简单，通过拔牙等方法获得间隙并迅速排齐内收牙齿，对面型有较大改善；而对于骨源性牙齿前突（一般牙齿较直立，没有太多内收空间），因为矫治器很难把力量直接传达到颌骨上，这种单纯平行移动前牙内收十分困难，对面型改善有限，最彻底的方法是 20 岁成年后做正颌手术。

8. "地包天" 需要矫正吗

很多妈妈在孩子小时候用奶粉喂养孩子，由于使用奶瓶的不良姿势会导致下颌过度前伸而形成"地包天"，也就是医学上说的反颌（见图 6 – 7）：下面的牙齿咬在上面的牙齿外面。有家长认为牙齿迟早要换的，不用管，其实这个观念是错的。因为乳牙六个月开始生长，要到 6 岁左右才开始换，12 岁全部换完，中间需要六到十年时间。这段时间，下颌乳牙阻碍了上颌牙齿和颌骨的正常发育，从侧面来看，像弯弯的月亮的形状，对面型有较大的影响。其次对关节也有影响，"地包天"的牙齿会强迫下前牙过度伸长，导致下颌骨长期被迫前伸，咬合的时候颞下颌关节会出现疼痛和不适，甚至会出现不可逆的创伤。最后对咀嚼功能也有影响。下颌牙齿前伸以后，往往没有在理想的咬合位置，咀嚼效率较差，往往需要正常咀嚼一倍的时间才能达到正常的咀嚼效率。我建议一旦确诊是"地包天"要立即做牙齿矫正，在排齐牙齿后内收前突的下颌牙齿，改善面型和咬合功能。

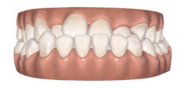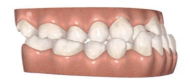

图 6 - 7 "地包天" 会影响牙齿的咬合和面型, 需要尽快矫正
（图片来自隐适美 ClinCheck 软件）

程医生的叮咛：

"地包天" 因为对面型影响较大, 需要引起家长的足够重视, 一旦发现需要及时请牙齿矫正医生治疗, 这种矫正时机很重要, 越早越好。最早的有小朋友在 3 岁时就做过牙齿 "地包天" 矫正, 6 ~ 11 岁的替牙期也可以做治疗, 11 ~ 15 岁的青少年是矫正 "地包天" 的最后时间, 成年后因为颌骨已经停止生长发育只能通过手术治疗。由于 "地包天" 的面型较容易识别, 家长发现后可以及时带孩子就诊, 有些从面型上不太容易分辨, 但牙齿咬合是 "地包天" 的情况可以由家长预约牙医帮助诊断, 必要时及时治疗, 避免日后手术。

9. "鲨鱼牙" 需要矫治吗

"鲨鱼牙" 就是我们说的牙齿排列不齐, 常由于遗传、乳牙滞留、恒牙萌出异常和不良习惯等原因导致（见图 6 - 8）, 这种排列不齐容易导致大量细菌和食物的残渣聚集, 长时间容易钙化, 形成牙结石, 进而导致牙龈炎（牙龈出血）和牙周炎（牙根暴露、松动, 甚至脱落）, 不仅影响美观, 而且对健康的影响极大; 如果牙齿排列整齐, 清洁起来无论是用牙刷还是用牙线都比较容易, 没有难刷的卫生死角，只要坚持每天日常护理，并定期洁牙，牙齿使用寿命将大大延长。牙齿排列不齐对心理也有一定影响，孩子可能会因为牙齿不齐被同学欺负，自信心备受打击，影响孩子的身心健康。

正畸医生的矫正治疗会帮孩子排齐牙齿，关闭可能需要的拔牙间隙，调整咬合，达到改善功能和美观的目的。

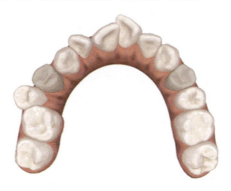

图6-8　图片显示牙齿非常拥挤，经过详细的检查后必须要拔除第一前磨牙（灰色牙齿）才能排齐牙齿
（图片来自隐适美 ClinCheck 软件）

10. 为什么下巴短需要矫正

许多家长带孩子来诊所检查时，说孩子下巴太短，侧面看起来很明显，很不好看。短下巴在医学上叫下颌后缩（见图6-9），是由于遗传、不良习惯、外伤和炎症等原因引起的，由于参照物不一样，有的家长以为孩子是龅牙，检查发现上颌其实是正常的，主要是下颌后缩了。那会带来什么影响呢？

第一，从美观上来说，人的侧面是四点一线，也就是鼻尖、上唇边缘、下唇边缘和下巴尖在一个平面上，如果发现下巴在这条线以内就表明有可能是下颌后缩，当然会影响面型的美观。

第二，从健康上来说，睡觉的时候下颌往往会后退，舌头会后坠，如果后坠很严重会阻碍呼吸道，加上有下颌后缩会出现张口呼吸和打鼾等症状，严重的会出现"呼吸暂停综合征"，影响孩子的健康。

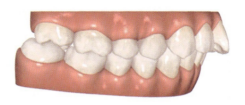

图 6-9　图片显示下颌牙齿明显向后退，从面型上看会出现下巴后缩
（图片来自隐适美 ClinCheck 软件）

11. 我们家孩子为什么咬不断面条

大家在开心嗑瓜子的时候，却不知道有些人连面条都咬不断，原来是因为上下牙齿咬不到一起，这种情况医学上称为"开合"（见图 6-10）。除了遗传导致开合，孩子的不良习惯，比如孩子长期吸吮手指，咬硬物，吐舌等也会导致牙齿开合。牙齿开合除了影响美观，同时会伴有上颌前突；不能吃啃的东西对牙齿功能也有影响，比如瓜子和面条；由于嘴唇不能正常闭合，对发音也会有一些影响，需要及时做牙齿矫正改善功能和美观。

12. 青少年牙齿矫正，牙医能做什么

第一，沟通。很多青少年处于叛逆期，家长和孩子的沟通不会很顺畅，这时候第三方的介入也许更有效。医生会告诉孩子牙齿矫

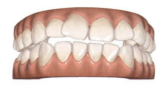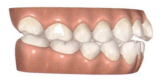

图 6 - 10 　图中的病例就是开合，后面大牙咬住后前牙没有接触
（图片来自隐适美 ClinCheck 软件）

正的重要性，家长为何要带你来矫正牙齿，牙齿矫正过程中会遇见什么问题以及如何解决，取得孩子的理解和配合。

第二，培养孩子正确的刷牙习惯，并教会他如何正确地刷牙。牙齿矫正期间会增加刷牙的难度，有些原本不太爱刷牙的孩子会因此放弃刷牙，更常见的是每次复诊发现孩子牙龈明显红肿。这时候牙医要有耐心，在诊所鼓励帮助孩子，有些诊所会开辟专门的刷牙区，并有专人指导孩子如何刷牙。

第三，做朋友。牙齿矫正是一个漫长的过程，在孩子心智成熟的年龄，医生可以了解孩子，并和他们成为朋友，帮他们解决学习、生活或者人生上的一些困惑，给他们一些中肯的建议，哪怕是做一个倾听者，青少年在心理上也会得到一些慰藉。

程医生的叮咛：

　　对于住读的孩子，如果没有家长的监督，孩子本身自律性差，矫正期间没有好好刷牙很容易造成牙齿脱矿等健康问题，就算牙齿最终排整齐了，还会出现一口蛀牙，这也是家长不愿见到的结果。因此每次复诊将是重要的检查机会，医生每次认真检查也会让孩子对待刷牙的态度更加端正；对于没有刷干净的孩子医生也会耐心给予指导，在牙齿矫正的两年期间同时培养孩子刷牙的态度和正确的刷牙方法，让孩子一生受益。

13. 中线对牙齿矫正的重要性

人体有一种协调之美，是因为身体被分成大致均匀的两等份，贯穿人体的全部，研究人员发现人的全身或者颜面并不是完完全全的对称，这种不对称肉眼很难发现。在牙齿矫正过程中，鼻尖上嘴唇的人中和上颌以及下颌牙齿之间的中线，是衡量牙齿矫正美观协调的重要标准（见图 6 - 11）。尤其是上前牙微笑时，如果中线不齐，会显得嘴巴歪斜。所以在牙齿矫正过程中，医生会非常重视中线是否对齐，为了保证效果，往往需要拔除牙齿，才能最终维持中线。

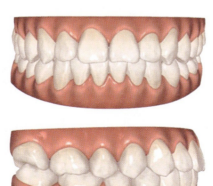

图 6 - 11

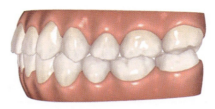

图 6 - 11　上面三张图片显示牙齿矫正结束后
牙齿中线对齐，左右侧大牙咬合稳定
（图片来自隐适美 ClinCheck 软件）

有很多人会先天少一颗下门牙，这在孩子和成人中都很常见。
这种情况下中线无法对齐，因为上面的牙齿是双数，下面的牙齿是
单数，好在说话或微笑时上颌牙齿较明显，下颌牙因为有下嘴唇的
遮挡，即使中线不齐对美观也不会有太大影响（见图 6 - 12）。

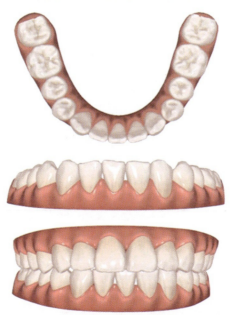

图 6 - 12　图片显示下颌尖牙之间只有三颗牙
齿，这样的牙齿矫正很难让牙齿中线对齐
（图片来自隐适美 ClinCheck 软件）

14. 后面大牙咬合对牙齿矫正的重要性

有很多家长带着孩子来做牙齿矫正，最主要的一个原因是因为牙齿不整齐或者龅牙等会影响美观，这些问题通过牙齿矫正可以改善，但是对牙齿矫正医生来说，除了让牙齿美观，更重要的是强调牙齿的功能和稳定，这就需要牙齿建立一个非常稳定的咬合，正常的牙齿咬合就像齿轮一样，一环扣一环紧密连接。牙齿矫正医生会花大量的时间调整后牙的咬合，有时候家长会感觉奇怪，为什么孩子的牙齿很长一段时间没有太大的变化？这是因为医生在不断地调整后牙的咬合，最终不仅可以满足家长和孩子对美观的要求，更重要的是让牙齿矫正更加稳定，可以让孩子以后咀嚼高效，并且不容易复发。

七、牙齿矫正前应知道的知识

很多父母对于孩子的牙齿矫正会很困惑，如为什么矫正牙齿要拔牙？牙齿矫正为什么要这么久？应该选哪种牙齿矫治器。这部分内容会让父母对牙齿矫正有清晰的认识。

1. 牙齿矫正前发现埋伏牙怎么办

埋伏牙是指由于各种原因导致没有正常萌出而埋伏在颌骨内的牙齿。对于埋伏牙，首先要判断它是正常的牙齿还是多余的牙齿（多余的牙齿医学上称"多生牙"，属于不在正常的牙齿数量和形态内的，常见于上颌两颗大门牙之间），对于多生长出来的埋伏牙，往往拔除就可以了；而对于正常牙列中出现的埋伏牙，我建议先通过牙齿矫正的方法配合外科手术显露牙齿后，用牙套和钢丝的力量帮忙把牙齿拉出。如果因埋伏生长的方向导致治疗难度过大，牙齿矫正的方法无法牵引出来，医生会建议拔除牙齿并尽量通过矫正的方法关闭间隙，如果不能关闭其间隙，则需要等到成年以后做牙齿的修复。

2. 为什么要扩弓

越来越多的孩子通过检查发现上颌的牙弓窄于下颌的牙弓，这种情况就需要扩弓，这是因为上颌的牙弓是要大于下颌的牙弓的，一般扩完弓后上前门牙会有非常明显的牙缝。很多家长对扩弓表示不解，好好的牙齿为什么要扩开？我在工作中经常会打一个比方：这就好比锅盖要大于锅。牙齿矫正是从长、宽、高三维方向调整牙齿，正常情况下，上颌牙齿咬在下颌牙齿外面，利用青少年还有一定的生长潜力，通过一种扩弓装置快速地扩弓，解除"地包天"，并给牙齿排挤创造一些空间，如果直接矫正，"地包天"很难解除，对日后的咬合和稳定会产生很大的影响，容易引起牙齿复发。对于可拔可不拔正畸牙的矫正病例，扩弓会降低拔牙的概率。有生长潜力的青少年扩弓非常安全，而且不容易复发。

上颌骨是由左右两块对称的骨头在上腭中缝连接而成。青春期的孩子腭中缝还没有完全关闭，通过一种扩弓器可以快速扩大牙弓，能否扩弓以及扩多少需要拍 CT 确认颌骨状况。有些牙弓特别狭窄的孩子在乳牙期就可以扩弓，孩子在 12 岁左右颌骨停止生长发育，还可以在最后关键时刻扩弓。扩弓需要家长配合，每天在固定的时间由父母用工具在孩子的扩弓器上加力，定期复查，扩完弓后需要继续带扩弓器保持一段时间以防止复发。扩弓期间孩子咀嚼会受到一定影响，建议吃质软食物，因为扩弓器是固定在牙齿上，所以要注意保持口腔卫生。我建议定期并及时带孩子找医生检查是否存在牙弓狭窄的问题，为牙齿矫正做好准备。

程医生的叮咛：

扩弓虽然可以创造一些空间帮助排齐牙齿，但是不能代替拔牙，家长和医生在扩弓前要做详细的沟通。成年人因为上颌牙弓狭窄也需要扩弓，但因为腭中缝已经完全融合，需要借助支抗钉等辅助装置打开。

3. 为什么孩子的牙齿只能手术治疗

有一天，一位爸爸带女孩来看牙，远远看去，孩子的下巴明显偏长，尤其侧面看很明显。这位女孩治疗全程没有说话，检查后发现下颌牙床和牙齿咬到上颌牙外面，俗称"地包天"。家长告诉我孩子已经18岁，因为一直在外地工作的原因没有陪伴在孩子身边，这次回来后发现孩子面型不好看，询问妈妈才知道孩子最近喜欢咬下嘴唇，赶紧带来看看。

很可惜，由于孩子"地包天"很严重，且孩子生长发育已经停止，属于骨性前突，很难用牙齿矫正的方法治疗，最可靠的方法是正颌手术。正颌手术是通过截取下颌骨部分骨头后整体内收下前牙，创伤较大，术后反应重，不是每位父母和青少年都能接受，我也深深地感受到他们的不甘和无奈。

矫治器主要作用于牙齿，对于牙齿有明显前倾的龅牙通过拔牙矫正会有明显改善，但无法对停止发育的骨性面型有太大改善。颌面是一个非常复杂的结构，会受到牙槽骨、牙齿、肌肉、咬合习惯、外伤和遗传等各种因素影响，导致颌骨与牙齿及面型不协调的问题。

我们的面型等软组织是由颌骨支撑，如果上下颌骨的距离与标准距离的差距太大，牙齿移动范围有限，很难用矫正牙齿的方法治疗。比如有骨性"地包天"或前突的病例就只能通过正畸和正颌联合手术的方法来完成，这种方法通过精确测量后直接去除多余的硬组织以达到改善面型的效果，虽然有一定创伤，但效果明显。为了避免成年后手术，我建议孩子 11～16 岁时一定要做定期检查，及时发现牙齿和面型的问题，尽早干预。涉及面型的问题，需要尽早矫正。

现在越来越多的成年人主动要求牙齿矫正，除了经济独立的原因外，他们对美的追求也越来也高，有很多属于正常范围内前突的顾客也希望通过矫正内收，也有很多明显骨性前突的顾客希望牙齿矫正内收。当她们知道需要手术后大多会放弃手术想法，而选择牙齿矫正改善，这时的矫正主要以排齐牙齿和调整咬合功能为主。因此医生需要通过详细的口腔检查判断是骨性还是牙性，并在矫正前和顾客充分沟通。

程医生的叮咛：

正颌手术需要在有资质的专科医院全麻下进行，这是一个改善面型和咬合功能的手术，主要针对骨性上颌前突、骨性地包天、骨性下颌后缩等，术后需要在家静养，必要时，后期需要牙齿矫正关闭手术拔牙间隙、精细调整咬合等，所以正颌手术的选择需要正畸医生、正颌外科医生、家长以及青少年一起进行认真和详细的讨论，谨慎做出选择。

4. 牙齿矫正前要做哪些准备

第一，医生在矫正前要和家长、青少年有一个良好的沟通，让他们在心理上有一定的准备。告诉他们什么是牙齿矫正及为什么要做牙齿矫正，让他们理解矫正牙齿和打针吃药不同，是为了将来更漂亮、更帅气并拥有自信。必要时家长可以借助一些科普图片或书籍，告诉孩子矫正的重要性，让孩子主动接受牙齿矫正。牙齿矫正是一个共同协作的过程，矫正时间很漫长，大约一年半到两年的时间，这么长的时间对孩子的耐力和毅力是很大的考验。如果青少年消极对待，经常不按时复诊，损坏矫治装置，不好好刷牙等，结果只能是花钱花时间却达不到应该有的效果。

同时，家长在孩子牙齿矫正的过程中也要扮演重要的角色，需要有耐心和恒心。孩子开始矫正以后，家长要准备相对较软的食物给孩子，监督他不吃太硬太黏的东西，避免损坏牙套。提醒孩子早上和睡前把牙齿刷干净，在治疗中注意孩子心理的变化，经常鼓励孩子遇见问题及时与医生沟通，了解治疗进程，督促孩子积极配合医生的治疗，例如挂橡皮筋等装置。

由于这些事情比较琐碎，时间又长，家长需要有足够的认知和心理准备，如果孩子、家长和医生三方面团结协作，整个治疗过程会比较顺利，也会取得更加理想的矫治效果。

第二，选择一位好的矫正医生。在做牙齿矫正咨询的时候，家长可以感受到医生是否亲切和细心，医生能否听进去你的想法，了解你的诉求，并针对问题提出具体的建议与治疗的计划，毕竟矫正治疗需要医生与家长、患者长期合作，在这段过程中是否能与医生有良好的沟通，并与医生相处愉快，顺利地完成治疗是相当重要的。为孩子选择一位适合的牙医不仅能矫正好牙齿，也能鼓励孩子好好清洁牙齿，养成良好的口腔护理习惯。

牙齿矫正医生要有丰富的工作经验，并且能拿出许多成功的案例给家长看。口腔技术更新很快，很多原本推崇的理念可能很快被推翻，医生需要不断接受一些新的理念和技术，治疗过程中容易和青少年互动并进行良好的沟通。牙齿矫正时，口内会粘满各种矫治器以及安放各种弹性的钢丝，稍不注意便会伤到孩子的嘴唇，对医生的操作技能要求很高。

医生要注重沟通，有爱心和责任心，整个矫正过程需要取得青少年的配合。这个时候医生和青少年的良性沟通非常重要，适时地给予一些帮助和鼓励会帮助青少年建立自信，遇到困难的时候，告知他如何去面对以及处理，对整个矫正过程有很好的帮助。

第三，时间是否能配合？正畸治疗需要配合孩子每次复诊的时间，才能够维持矫正的进度。很多孩子只有利用周末的时间才能复诊，所以在矫正开始前，家长要询问诊所的开诊时间是否能满足孩子周末看诊的要求，以免每次复诊都需要请假，耽误学习。

第四，是否能全程跟进孩子的矫正。初诊接待的医生会制定一个全面的治疗计划并对这个计划有一个详细的了解，每次复诊的时候会根据治疗计划有条不紊地进行，所以由接诊医生全程跟进完成对牙齿矫正最终的效果有直接的影响。

第五，养成口腔维护的好习惯。家长需要在牙齿矫正前督促孩子养成一个正确的刷牙习惯，因为在牙齿矫正期间金属矫治器有很多复杂的结构，每个矫治器之间会有一根钢丝相连，比起正常牙齿往往很难清洁，如果没有养成很好的习惯，矫正过程中大量的食物聚集很容易引起蛀牙，即使牙齿排列整齐，最后也会因为有一口蛀牙让整个矫正过程增添很多遗憾。

5. 牙齿矫正的流程有哪些

第一，填资料。初次到诊所了解牙齿矫正，诊所会要求填资料，其中除了基础信息以外，还会有一些问卷调查，了解家长和孩子对牙齿矫正的需求以及全身的一些情况。家长要如实并认真填写，以免遗漏某些重要信息，这样可以让医生用最短的时间充分地了解孩子的基本情况，保证最终的结果和沟通的顺畅。

第二，拍片。牙齿矫正需要了解牙槽骨的情况，所以护士会帮助孩子拍摄各种 X 光片，包括全景片（了解牙齿和牙槽骨各种情况）、侧位片（可以看到孩子的面型以及通过脊柱判断孩子是否具有生长潜力）和 CT（这是一种最新的三维数码技术，可以任意转换不同角度对孩子的牙齿和骨骼有一个更细致的了解）。

第三，照相。护士会帮孩子拍一组面像，从每个角度了解孩子的面型以及微笑的状态，尤其是正面照和侧面照，可以观察初始脸型是否对称、微笑时中线是否对齐、面型高度是否协调、侧面型是否前突或后缩等；同时拍 6~8 张口内照，可以直观地看到孩子的牙齿在各个角度呈现的样子，便于术前的矫正分析、存档及医患沟通。

第四，口腔检查。有了前期的这些资料以后，医生会了解家长和孩子对牙齿矫正的诉求并详细做口腔检查，这些检查包括面型、中线、关节、牙齿拥挤程度、牙齿和牙龈的健康状况、有无缺失牙、咬合状况、牙结石和牙齿松动度等，并做好严格和清晰的记录。

第五，医患沟通。医生对孩子的口腔状况有了一个全面的了解后，会给孩子做一个初步的评估，如果确定可以矫正，医生会向家长和孩子介绍牙齿矫正的特点，以及矫正牙齿过程中的一些问题。

第六，取石膏模型。一旦决定做矫正，医生还要最后取一个石膏模型，便于医生研究制定治疗计划和原始情况的保存。

第七，沟通治疗计划。大约两到三周，医生会邀请家长来看最终的治疗计划，医生会坦诚地告诉家长孩子牙齿存在什么问题，矫正一共需要多长时间，是否需要拔牙，如果要拔牙拔哪几颗，矫正可以解决什么问题、不能解决什么问题等。

6. 为什么要拍 X 光片

牙齿生长在牙槽骨里，肉眼只能看到牙齿 1/3，还有将近 2/3 埋在牙槽骨里。牙齿矫正需要牙齿做倾斜移动等各种复杂的移动，因此对牙根要有一个全面的了解。X 光片相当于是牙医的第三只眼睛，可以非常直观地看到肉眼无法看到的牙齿问题，是一个非常重要的诊断工具，同时也可以作为医生评估日后牙齿变化是否有效的重要依据，帮助医生精确地诊断以及方便地治疗。全景片可以发现有无缺失牙、多生牙、埋伏牙也可以观察牙根形成的情况、牙根有无炎症、蛀牙程度、智齿生长情况、牙齿拥挤情况、有无牙床吸收、颌骨有无病变等；侧位片可以发现牙齿突度和高度是否有异常，初步判断腺样体是否有肥大、颈椎发育是否有生长潜力。

十多年前还比较流行胶片式的全景片，现在随着数字化时代的来临，X片全部都采用数码技术，每次约0.01mSv（毫希），比胶片剂量更小，基本不会对身体造成危害。这个剂量比在夏天不涂任何防晒霜接受日光照射的剂量还要低（正常日光照射的辐射约1.6mSv）。

7. 矫正计划为什么这么重要

北京奥运会开幕场地鸟巢是一个举世瞩目的伟大建筑，凝聚了很多人的心血。看到这么复杂的结构，我们一定感慨工人巧夺天工的技术，但是更重要的是设计师如何把这座雄伟的建筑设计出来。同样的道理，牙齿矫正医生在得到这么多资料以后，需要对牙齿做一个评估，并花大量的时间对面型是否骨性，高度、宽度、长度是否异常，以及对牙齿拥挤度、中线等做出准确的判断。同时要仔细阅读各种X光片，并做非常复杂和科学的头影测量，以判断孩子矫正的机制和方法，同时会出具至少两种治疗方案供家长选择。这个过程凝聚了正畸医生所有的心血，是一种智慧和责任的表现，好的治疗计划是成功的一半。

8. 矫正时间要多久

人体的牙槽骨是一种很特殊的骨头，有很强的可塑性。牙齿拔完以后牙槽窝会重新长出新骨，一生都可以吸收和重建，但非常缓慢。矫正就好比工人在砌墙壁，当牙齿受到向一侧移动的力量的时候，受力一侧会进行吸收，就像工人拆墙一样；而相反的另一侧则进行骨头的重建，像工人砌墙一样。矫正力量要很轻，移动速度要很慢，否则牙齿容易受伤。

为了适应这种改建，我们矫正早期使用的弓丝是具有还原性的镍钛丝，提供的是一种非常慢、持久而稳定的轻力，因此牙齿矫正需要一年半到两年的时间。一旦开始正常的复诊，根据选择的材料不同，复诊的时间也有所区别。青少年主要选择金属矫正，这种矫正需要4~6周复诊一次；如果是隐形矫正，可以8周复诊一次，每次复诊的时间大约需要10~15分钟：医生需要检查牙套是否有脱落等异常，口腔是否干净，必要时需要请青少年重新刷牙，然后根据牙齿的恢复进度，更换新的弓丝，并且预约好下一次复诊的时间。

9. 如何选择合适的矫治器

目前市面上有三种固定矫正器和一种活动矫治器：金属固定矫治器（见图7-1）、陶瓷固定矫治器（见图7-2）、舌侧金属矫治器（见图7-3）和可摘戴透明矫治器（见图7-4）。

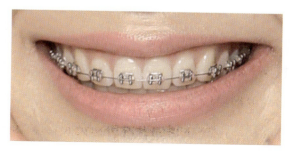

图7-1　金属固定矫治器

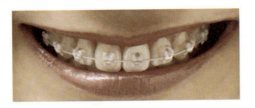

图 7-2　陶瓷固定矫治器

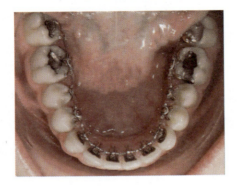

图 7-3　舌侧金属矫治器

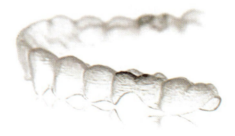

图 7-4　可摘戴透明矫正器

　　青少年相较于已经参加工作的成年人对美观要求不高，绝大多数的青少年选择金固定属矫治器。其优点：第一，高效，现在主流的金属自锁矫治器因为有更小的摩擦力，移动更快捷，矫正时间较短，效果稳定（见图 7-5）；第二，金属矫治器受到咀嚼力和外力时不太容易折断；第三，体积小，非常薄，高度抛光，在口内异物感相对较小，适应起来比较快。缺点：第一，美观度相比其他矫治器差；第二，不能承受啃的动作，否则容易导致矫治器脱落；第三，早期因为钢丝扎嘴或牙套摩擦的原因会让嘴唇有一些不适。

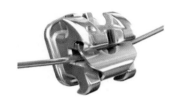
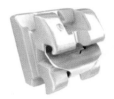

金属自锁矫治器　　　　　　　　陶瓷自锁矫治器

图 7-5　金属和陶瓷矫治器

陶瓷固定矫治器因为相对隐形，所以多受到女孩子的欢迎，粘在牙齿表面上的牙套是陶瓷材料，但矫正弓丝是金属材料，所以是半隐形的。相比较金属矫治器，陶瓷矫治器最大的优点就是美观；缺点是除了不能吃啃的食物和弓丝扎嘴外，为了防止崩裂，往往这种陶瓷矫治器的体积会比金属矫治器稍大以增加强度，矫正早期的异物感会稍强。

还有一种固定矫治器粘在牙齿舌侧，即舌伸金属矫治器，因起到完全隐形的效果而受到爱美人士的欢迎，缺点是矫治器因为是金属材质，会经常和舌头摩擦导致溃疡等引起各种不适，同时对医生的矫正技术有更高的要求，人为增加了医生矫正的难度。国内目前掌握舌侧矫正技术的矫正医生很少，这种矫治器需要定制，所以价格偏高。

市面上还有一种可摘戴透明矫治器，也叫活动矫治器，隐形矫治器。其优点是美观和舒适，基本看不出在矫正，可以自行摘戴，受到很多成年爱美女性的欢迎。随着技术的更新，很多疑难病例也可以通过隐形矫正来治疗，因为可以随时摘戴，可以很方便地刷牙和维护口腔卫生。复诊的时间可以 2~3 个月一次，对于跨市或跨省的顾客是一种很好的选择；同时对于有些口内有烤瓷牙等修复体的成年人，因为固定矫治器很难粘在牙套上，就很适合做隐形矫正。这种矫治器对饮食没有特殊的要求，如果带着牙套吃饭，需要避免吃染色的东西，例如咖喱和芒果，否则矫治器极易染色且很难清洗干净。

琪琪今年就小学毕业了，家长经老顾客介绍来找我给孩子做牙齿矫正，但因为工作的原因需要搬去外地，而且孩子也很喜欢打拳击，周末时家长都会带孩子去练习。针对这种地域和个人特点，因为隐形矫正有较长的间隔时间复诊，孩子就诊次数会减少，同时牙套有很好地保护功能，可以避免因佩戴金属固定矫治器导致激烈运动中的意外口腔软组织创伤，和家长充分沟通后最终选择隐形矫正。

对于口腔卫生不佳和部分患有牙周炎的青少年，这款矫治器因为是可摘的和包绕的，对刷干净牙齿也有一定的帮助；但对于自律性较差的青少年，如果不能每天佩戴至少 22 小时，效果会打折扣；同时因为也是定制式矫治器，价格比金属的要贵 1~2 倍。

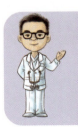

程医生的叮咛：

对于青少年而言，金属矫治器是首选，因为它牢固和治疗高效；成年人因为有美观因素的考虑会倾向于陶瓷或隐形矫治器。矫治器并不是越贵越好，适合自己的才是最好的，具体用哪种矫治器需要结合病例难易程度、牙齿健康状况、矫正的主观意愿和医生进行综合评判（见表7 - 1）；另外最重要的一点：材料不重要，医生技术最重要。

表7 - 1   各种矫治器比较

种类	普通金属固定矫治器	金属固定自锁矫治器	陶瓷固定自锁矫治器	舌侧固定矫治器	可摘戴透明矫治器
矫治器位置	唇侧	唇侧	唇侧	舌侧	无
美观性	明显	明显	不明显	—	—
舒适性	普通	普通	普通	差	最佳
复诊间隔周期	4~6周	4~6周	4~6周	6~8周	2~3周
诊间操作时间	长	短	短	长	短
日常维护	不易	不易	不易	困难	方便
普及度	高	高	较低	低	较低
费用	普通	较高	较高	非常高	很高
适合人群	青少年	青少年	爱美人士	爱美人士	爱美人士

10. 我的孩子矫正前为什么要戴功能矫治器

很多家长带孩子来找我检查以后，我往往会告诉家长现在不能马上粘牙套，需要早期带一种活动的矫治器。我们把这个过程叫作功能矫正，为什么要做功能矫正呢？第一，牙齿长在牙槽骨里，牙槽骨支撑面型，有些面型发育不佳，例如从侧面看会出现上颌前突或者下颌后缩，这些情况往往需要先做功能矫正，改善面型之后，再做粘牙套的固定矫正。第二，牙齿矫正的矫治器是粘在牙齿上面，绝大部分的力是作用于牙齿，不能大范围的移动颌骨。以扩弓为例，如果上面的牙弓窄于下面牙弓，我们是希望牙齿和上颌骨都能扩宽，青少年期的颌骨还有一定的生长潜力，戴上扩弓器之后，一两周会发现门牙中间有缝，其实是因为上颌骨变宽，匹配了下颌牙弓的宽度，这种变宽是牙齿和上颌骨同步变宽，而不仅仅只是牙齿变宽，传统的矫治器无法达到这样的效果，必须通过功能矫治器才可以实现，如果只是牙齿变宽，即使牙齿最后排列整齐，孩子的咬合也会出现问题，日后也容易复发。

11. 功能矫正何时做最好

我们说的功能矫正，主要是在乳牙期、替牙期和恒牙初期进行，也就是3~12岁都可以做，当孩子有面型发育的问题时，就请家长带着孩子到诊所做全面的评估，看看是否需要做功能矫正。

需要强调的是，功能矫治器分为活动矫治器和固定矫治器。活动矫治器需要严格按照医生的要求，保证佩戴的时间；固定矫治器需要粘在牙齿上持续受力，但是进食后容易残留食物，需要做好口腔卫生。无论是活动矫治器还是固定矫治器，孩子刚戴上去都会因为有异物感而有各种不适，尤其是发音会有些困难，医生会告知如何处理，需要父母在家不断地鼓励和肯定，同时鼓励孩子多说话，饮食上也要选择质软易吸收的食物，待到完全适应后再正常饮食。

程医生的叮咛：

功能矫正不能替代固定矫正，有些治疗是互补的，比如前面提到扩弓，把牙弓扩宽后可以让牙齿矫正更稳定；有些治疗可以让后期的矫正变得高效；有些治疗可以让固定矫正变得简单。

12. 矫正为什么要拔牙

很多家长不明白，为什么牙齿矫正要把健康的牙齿拔掉，多可惜。首先，人类还处在进化过程中，颌骨正慢慢变小，加上食物越来越精细，很容易消化和吸收，牙齿功能退化，所以在牙齿数量没有减少的前提下，变小的颌骨没有足够的空间容纳这么多牙齿。就好比地铁座位可以坐 6 人，可是硬要坐 8 人，就只能一前一后交叉坐，如果想要坐得舒服，就要等 2 位下车。同样的道理，牙齿不齐，我们就要拔除相对多余的牙齿，这也是弃卒保帅、理智的决定。

其实，口腔正畸也经历了从不拔牙到拔牙的历史演变，在不拔牙的矫正时代，医生对某些牙齿拥挤的治疗是无能为力的。美国有学者研究表明，牙齿拥挤的孩子如果不拔牙矫正，牙齿依然可以排齐，可是因为没有排齐的空间牙齿只好往前移位，这时牙齿因为前突会显得面型过突，对于想改善孩子前突的面型无疑是雪上加霜；且一旦拆除矫治器没有力量控制，这种强行排齐的牙齿很容易复发，这是由于牙齿与颌骨之间的不协调造成的。正畸治疗中大约有 50% 的人都需要拔牙，矫正拔牙不但不会影响整体的牙齿功能，而且有利于牙齿矫正的效果。

拔牙目的如下：第一，利用拔牙间隙可以将前牙内收，改善牙齿的突度和面型，例如有的人嘴唇比较前突，经过拔牙矫正以后，嘴唇的突度会变小，面型显得更加协调和美观；第二，利用拔牙间隙可以有效地排齐拥挤的牙齿，尤其是在拥挤严重的牙列中，拔牙可以迅速利用间隙排齐牙齿的同时关闭缝隙；第三，利用拔牙间隙调整后牙的咬合关系，使得后牙达到一个像齿轮一样的尖窝交错关系，咬合接触面积大，达到最佳的咀嚼效率。

13. 拔牙对身体有伤害吗

老人一直有"身体发肤，受之父母"的传统观念，对于拔除好的牙齿，有些人难以接受。在现代观念下，父母这一辈已经能理解并积极配合医生了，但还是有些家人比较担忧。记得3年前，有一位爷爷带着孙子来进行牙齿矫正，经过认真地诊断分析，矫正需要拔除牙齿，可是那位爷爷怎么也接受不了，好在我给当时不在现场的孩子父母打电话告知利弊关系，最后在父母的沟通和协调下，爷爷同意孩子拔除四颗牙齿，当牙齿矫正完成以后，那位老人家看到孙子整齐的牙齿终于对我们的技术表示出了认可。

牙齿拔除后，牙槽骨里会有拔牙的窝洞，牙龈在两周左右会覆盖，同时牙槽骨也会在3~6个月内逐渐充填拔牙窝洞后长平整，对身体健康没有任何危害，而且因为牙齿矫正而拔牙的间隙最终会关闭。

同时有些家长也关心麻药对身体有没有影响。在美国，为保证顾客的绝对无痛，很多诊所都会常规使用麻药，一位从法国留学回来找我拔智齿的青少年告诉我，法国拔智齿需要全麻。国内牙齿的治疗一般都是选择局麻药物，有些可能会引起不适的治疗会告知顾客，由顾客决定是否使用麻药，局麻药物剂量很小，一支大约是1.7mL，注射以后当天便会随着尿液新陈代谢排泄掉。另外牙齿治疗的局麻药物随着技术的改良，可以起到收缩血管、减少出血的效果，且大多是采用了局部浸润的麻醉，只是把末梢神经局部暂时性地阻断，并没有对主干的神经有直接的影响。所以拔牙用的麻药对身体没有任何影响。

14. 做牙齿矫正拔牙后，牙齿会松动吗

这是很多家长关心的问题，经过科学的证实，牙齿矫正不会导致牙齿过早脱落，反而能使牙齿更加坚固。这是因为：第一，不整齐的牙齿容易导致各种牙齿的疾病，常见的牙周病就常常容易导致牙槽骨的吸收，这是一种病理性的吸收，严重时可以导致牙齿脱落。如果牙齿排列整齐，易于清理，牙周炎的概率也会大大降低。第二，治疗后松动的牙齿会变得很坚固。矫正牙齿的力量很小，牙齿的移动是一种生理移动，不会导致牙槽骨吸收和牙根的吸收，移动后经过一段时间的保持，松动的牙齿会变得坚固。第三，恢复正常咬合后牙齿的牙周组织更健康。通过矫正排齐的牙齿恢复了正常咬合关系，牙齿牙周组织会更加健康，不仅提高了咀嚼效率，而且降低了牙齿疾病的发病率，会更有效地预防老了以后牙齿松动和脱落问题。

牙齿移动过程中吸收和重建会同时进行，以吃饭的磨牙为例，牙齿中心受力向一侧，受到压力一侧就会进行吸收，而另一侧进行牙槽骨的重建。牙齿不断地吸收和重建保证了牙齿在牙槽骨里一直有保护，加上牙齿矫正时间漫长就是因为一直在受缓慢而持久的轻力，因此不会引起牙齿的松动。

15. 牙齿不齐都需要拔牙吗

牙齿排列拥挤和龅牙是青少年最常见的错颌畸形，占据近一半

的比例，主要是牙齿的数量和骨量（牙床的周长）不协调，在多数情况下表现为牙齿数量相对偏多，而骨量相对偏少，容纳不下现有牙齿。因此牙列拥挤总的矫治原则是减少牙齿的数量或增加牙齿的骨量，从而达到牙量与骨量的协调。

减少牙量的途径主要有两点：减径和减数。减径就是减少牙齿的直径，这个方法叫作邻面片切，需要用特殊的工具去片切两颗相邻牙之间的牙体组织，减少牙齿的宽度，人为创造一些间隙来排齐牙齿。优点是可以在原位直接排齐和内收，效果立竿见影；缺点是相邻牙齿表面釉质会减少，增加牙齿酸软的感觉，同时如果牙齿没有做好日常维护，蛀牙的概率会增加。

程医生的叮咛：

邻面片切对医生技术要求很高，操作不当除了会增加牙齿酸软和蛀牙的概率，同时会影响前牙的正常外形和破坏邻接关系导致食物嵌塞。相邻牙齿表面釉质厚度一般在 0.8 ~ 1.5mm 左右，邻面片切量最大为 0.5mm，也就是说每颗牙一侧的片切量大约为 0.25mm，我会首选手动片切工具，并遵循多次少磨的原则，这样力量相对小，容易控制，不会因为用机器打磨而出现增加片切量的情况，因此会非常安全，每次片切后会涂氟促进牙齿表面釉质的矿化。

减数就是拔牙。经过医生详细的测量分析，包括片切等各种方法都无法使拥挤牙齿的排齐和龅牙的内收时，我会建议拔牙，一般是对称性上下左右一边拔一颗。拔牙有一定的顺序原则，常见的是先拔一侧上下两颗牙齿，这样可以用另一侧正常饮食，待到一周左右拔牙侧可以正常饮食后再拔除另一侧牙齿。女生需要避开生理期，同时不要空腹拔牙，以免产生低血糖症状。

增加骨量的途径可以通过扩展牙弓来增加牙弓的宽度，或者说通过外力刺激颌骨的生长发育，对于发育期有生长潜力的青少年，螺旋扩弓器是很好的方法，家长每天帮助加力会发现上门牙缝隙越拉越大，这是因为牙弓宽度增加为矫正创造了很多空间；部分成年人也可以通过骨性扩弓增加牙弓宽度。

医生了解拔牙是一个不可逆的治疗，因此十分谨慎。为此会拍大量的照片、X光片和CT，并做详细的记录以及精准和严谨的测量，得出至少两套方案，充分论证告知利弊，给出专业建议，供家长和孩子选择。有些必须拔牙的病例医生会肯定地告诉家长和孩子拔牙的必要性，对于那些可拔可不拔的临界病例，医生和家长可以选择先排齐牙齿，以后再视排齐牙齿的情况来决定是否需要拔牙。

因牙齿矫正需要拔除的牙齿因为本身没有症状，牙根较磨牙小且靠前，医生拔除时视野好，因此恢复很快。需要注意的是拔除后医生都会要求咬一个棉球压迫止血，30分钟后检查是否有明显的出血。拔牙前需要打麻药，效果会持续3~5小时，拔牙后在麻醉效果失效前不要咬嘴唇，有些孩子在麻醉期间对麻木的嘴唇充满好奇，喜欢有意无意咬嘴唇，结果麻药过后发现嘴唇被咬伤。回家后24小时内不可以刷牙和漱口，避免碰坏刚形成的血凝块，拔牙第二天可以正常刷牙，保证口腔内的卫生环境，但力量要轻柔，避免碰到拔牙处。拔牙后建议以质软、流质、温凉食物为佳，不可进食过热和辛辣刺激性食物。拔牙期间避免游泳或其他剧烈运动，作息有规律，避免熬夜。家长要特别注意孩子身体和心理上的变化，最常见的是拔牙伤口不适，需要家长耐心的安慰和关心。

程医生的叮咛：

有家长提出是否需要等拔牙伤口长好后才戴矫治器，家长主要担心牙齿刚拔完后就移动是否会引起牙齿松动脱落。请家长放心，牙齿拔完一周左右就可以粘矫治器并受力了，比如牙齿特别拥挤的孩子一旦开始矫正，牙齿就会往拔牙间隙的方向移位，拔牙窝内新骨会逐渐形成，邻近牙齿会有周围的牙槽骨支撑和保护，加上矫正的力量是持续轻微的，因此不会引起移动过程中牙齿的松动。

16. 为什么我的孩子要拔四颗牙齿

牙医通过诊断、分析和设计，虽然牙齿矫正很少需要四颗牙齿宽度的间隙，但考虑到面型和牙齿的对称性、协调以及美观，我们依然会选择拔除上下左右各一颗牙齿，这是因为脸型和牙齿的对称性很重要，要保证整体的协调。大家想一想，如果是只拔除一侧上下两颗牙齿，牙齿的中线就会往拔牙一侧偏斜，导致面型不对称，笑起来极不协调；如果只拔上面的牙齿，上颌牙齿原本咬在下颌上面，龅牙或者牙齿拥挤虽然有空间内收，可未拔牙的下颌会顶住上颌，导致无法内收，强行内收又会导致"地包天"，会造成另外的一种牙齿问题；同样如果只拔下颌牙齿，虽然下颌牙齿可以排齐或者内收，但上颌牙齿位置因为没有拔牙基本不会发生改变，即使下颌牙齿排齐了，也会因为上下前牙前后距离太大，显得上颌牙齿更突。

总之，为了整体的协调和美观，以及功能的稳定，如果必须拔牙，牙医一般会选择对称性地拔除四颗牙齿。

程医生的叮咛：

有些青少年会先天缺失牙齿，最常见的就是下颌前面门牙缺失一颗，此时上颌牙齿的数目是双数，下颌是单数，中线无法对齐，这就不能按照常规的拔牙方法处理；有一些因为外伤等原因导致恒牙在牙槽骨内倒置或因其他牙齿的阻力无法通过正畸方法牵引出来，可能医生会建议拔除埋伏牙；另外还有青少年因为蛀牙等原因过早拔除不属于牙齿矫正需要拔除的牙齿会对拔牙矫正产生影响。以上这些情况需要根据客观条件和家长商量提出个性化的解决方案，采取非拔牙或不对称拔牙的方法。

17. 我的孩子为何要拔八颗牙齿

前面已经提到过龅牙或者牙齿拥挤往往需要拔除四颗牙齿，可是有一些青少年发育的比较早，通过拍片检查，发现最里面的四颗智齿已经开始生长，甚至会顶住前面需要矫正的牙齿，通过医生的分析，为了保证所有的牙齿排列整齐，可能会建议家长把青少年多余的四颗智齿也拔掉，这在临床上比较常见。这四颗智齿是人类进化以后多余的牙齿，拔除以后不需要镶牙，拔除智齿除了对矫正有一定帮助，同时可以有效避免矫正牙齿后复发。

18. 智齿到底要不要拔

古人思想强调"身体发肤，受之父母"，牙齿也是身体的一部分，很多家人尤其是老人反对拔牙，告诉孩子牙齿要尽量保留，能不拔就不拔。但智齿是一个例外，为什么要拔智齿？

第一，空间不足。人类从猿人进化到现代人以后，颌骨变小，可是牙齿数量没有减少，这个时候牙齿就会出现拥挤，尤其是最后面的智齿。智齿在成年后才会逐渐萌出，那时可以容纳牙齿生长的空间很有限，有些牙齿只能部分萌出或倾斜萌出。对于有些喜欢辛辣饮食和熬夜的成年人，这些智齿往往会导致发炎，医学上称"智齿冠周炎"，发炎的一侧脸会明显肿胀，十分影响工作和生活。

第二，侵犯邻牙。由于智齿萌出的空间不足，会导致顶在前面的第二磨牙上，造成两颗牙清洁不易，长时间的食物嵌塞会使这两颗磨牙龋坏，最终除了要把智齿拔掉，这颗好牙齿也要做各种治疗。

第三，阻生。这种牙齿通常会埋在牙槽骨里面或部分萌出，虽然从口里面看不到，但通过拍片检查，这种阻生往往会导致前面牙根吸收或者产生其他的隐患，牙医通常会建议拔除，以免对其他牙齿造成影响。

第四，没有对咬牙。因为不是每个人四颗智齿都会长整齐，甚至有些人的智齿会先天缺失，所以如果没有对应牙齿，那这颗智齿就没有功能，长时间缺失会导致智齿伸长，和前面牙齿之间会有一个明显的台阶，引起食物嵌塞。

第五，对于青少年牙齿矫正，智齿如果顶住前面的大牙，会导致这颗大牙无法移动，对后牙的排齐和咬合产生影响，这时候我往往会建议拔除。

第六，牙齿矫正以后，智齿因为空间不足需要萌出时，会顶住前面的牙齿生长，有再次导致牙齿不齐的风险。因此矫正结束后的青少年除了按时佩戴保持器，还应该定期检查智齿萌出的情况，评估风险，必要时提前拔除。

智齿一般是在16～18岁开始长出（也有少部分人有智齿但一直不生长），因为其他牙齿已经排列整齐，萌出的时候，因为空间不足会导致牙齿周围的肿胀疼痛，最常见的就是智齿冠周炎（牙冠周围牙龈急性肿胀，严重时化脓，嘴巴张不开，咀嚼困难，甚至吞口水都痛），很多人就是因为反反复复发炎，不能忍受这种疼痛而决定拔掉智齿。因此，对于萌出的智齿，我的建议就是智齿正常萌出，有良好的咬合功能，没有蛀牙等其他牙齿疾病可以保留，其他情况都建议拔除。还有一种情况是口腔内没有发现有智齿，通过牙齿拍片检查后发现智齿还在牙槽骨内，但没有侵犯前面的牙齿，可以定期观察不必拔除。对于矫正过程中牙齿需要向后移动，如果智齿成为阻碍，即使智齿还在颌骨内，为了矫正效果我也会建议拔除。

程医生的叮咛：

智齿拔除后不需要修复，伤口 3~6 个月会彻底愈合。有很多成年女性主动找我拔智齿，说可以瘦脸，很抱歉，智齿拔除后颌骨不会有太多改变，因此拔除智齿无法改变脸型。

19. 正畸拔牙一般拔哪四颗牙

有家长问："我的孩子拔牙为何不拔除前面那一颗不整齐的牙齿，而要拔除这个好的牙齿呢?"一般牙医会建议顾客拔除第一前磨牙或第二前磨牙（就是虎牙后面第一颗或第二颗牙）见图 7-6，这是因为：第一，这两颗牙齿更靠前，方便快速地排齐和内收前牙；第二，这两颗牙齿的功能为辅助前牙切割食物和辅助后牙咀嚼食物，主要起到辅助功能；第三，这两颗牙齿的功能相仿，拔除一颗，不太影响功能；第四，拔牙位置相对靠后，牙齿矫正时不影响牙齿的美观。

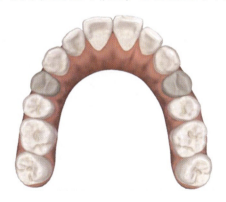

图 7-6　上图显示牙齿明显突出需要拔除灰色牙齿

（图片来自隐适美 ClinCheck 软件）

20. 牙齿矫正为什么这么贵

虽然中国有近73%的青少年需要做牙齿矫正，但每年做矫正的青少年数量约为200万人，仅占需要矫正的1%左右，实际矫正和潜在需求矫正的青少年数目表明了牙齿矫正治疗还有巨大的空间，并不是所有存在牙齿畸形的青少年，甚至有严重牙齿畸形的青少年都会寻求矫正牙齿，一些人是因为没有意识，另一些人可能感到无力承担治疗费用。

牙齿矫正关乎孩子一生的健康。在国外，牙齿矫正就像孩子上学一样普遍，价格虽然相比以前有所下降，但并不是每个家庭都能承受。家庭收入状况也是决定孩子能否接受治疗的主要原因，高收入家庭能更轻松地承担牙齿矫正费用，而且良好的面型外貌和整齐的牙齿更有利于孩子今后的个人发展。家长对孩子期望越高，就更可能为孩子寻求牙齿矫正的治疗。在美国，有近70%的青少年接受矫正，即使在最低收入的群体中也有5%的青少年和超过5%的成年人接受牙齿矫正，而中等收入家庭有10%～15%接受牙齿矫正，在高收入地区有35%～50%的青少年和儿童在接受正畸治疗。

以我所在的二线城市武汉为例，牙齿矫正（主要是青少年选择最多的金属矫正）的费用基本等同于当地一平方米的平均房价，在北上广深一线城市，价格比二线城市平均高出一倍，二线城市只是美国等发达国家牙齿矫正费用的1/3。有很多成年人意识到自己牙齿不整齐或面型不佳后，也会主动找医生了解矫正，在矫治器的选择上，一般隐形矫治器会更受到成年人欢迎，价格会比金属的高一两倍。牙齿矫正不属于国家医疗保险范畴，有的家庭很早就会储蓄一笔牙齿矫正的基金，待孩子到了矫正的年龄之后就去做牙齿矫正。

21. 牙齿矫正会有副作用吗

牙齿矫正是一个严谨的科学行为，通过医生的严格筛选和监控后相对安全，但也有几点需要家长注意。

第一，牙龈萎缩。就是我们常说的"黑三角"（见图7-7），造成牙龈萎缩的原因有很多，比如刷牙方法的错误。常见的原因有：牙刷刷毛太硬，而且喜欢横着刷，刷牙很用力；矫正期间牙周病未得到控制，导致牙槽骨破坏，牙龈也跟着萎缩；如果牙齿矫正移动的速度太快，可能会导致牙槽骨变薄，牙龈也会跟着萎缩；此外随着年龄的增长，牙龈也会慢慢萎缩，这属于正常老化的现象。

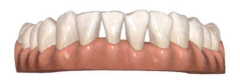

图7-7　图片显示下颌前牙有3个明显的"黑三角"

（图片来自隐适美ClinCheck软件）

第二，牙神经坏死。这种概率极小，尤其是在青少年牙齿矫正时更是少见。青少年的牙齿牙根尖开口较大，有充足的血液供应，足够牙神经维持活性，另外矫正医生也会控制使牙齿移动的力量，这些力量让牙齿足以移动又不至于伤害牙齿，但偶尔还是会有少数的牙齿特别脆弱，最终造成牙神经的坏死，这个时候就需要做根管治疗，成年以后再做牙冠的修复。

第三，牙根吸收。在移动牙齿的时候受到挤压力的牙槽骨会吸收，反之腾出的空间会重新堆积新的骨头，慢慢地就形成了牙齿的移动。然而在这一连串复杂的吸收重建过程中，由于受力的影响，会导致牙根吸收变短、变钝，只是牙根吸收的量相当少，并不会对牙齿的咀嚼功能产生任何影响，只有极少数的患者才会出现牙根过度吸收的情况。此外，牙根吸收的情况在成人矫正中比较常见，青少年较少见，女性也会比男性更容易发生牙根吸收，观察牙根是否吸收可以拍 X 光片。

第四，颞下颌关节紊乱。方案设计不合理会导致新的错颌畸形，只考虑排齐牙齿，若没有稳定的咬合功能，便影响正常的咀嚼，会造成颞下颌关节的紊乱，出现刺痛、酸软等症状。当然，很多青少年矫正前就有关节症状，矫正并不能改善，随着不断咀嚼也可能出现关节症状加重等现象。

程医生的叮咛：

一般情况下牙齿矫正后牙根会有轻度吸收，但凭着自身修复能力可以恢复正常，牙槽骨的高度也会有少量的降低，在完成治疗以后，如果口腔卫生保持良好，牙槽骨也会逐渐恢复正常。此外，在调整加力的时候，牙髓会产生轻度的暂时性的炎症反应，表现为加力后的几天会有疼痛感或是牙齿松动度增加，这是正常反应。正畸就是在牙齿慢慢移动下排列整齐的，等稳定到一个新的位置之后，牙根会长牢固。矫正前医生会在治疗计划中详细地告知矫正的利弊，家长也要提前做好功课，提出自己的各种疑问，避免不必要的误会。

22. 如何让叛逆期孩子做牙齿矫正

姗姗矫正牙齿已经一年了，每次自己一个人来，平时不爱说话，复诊时牙套经常是已经掉了下来，刷牙效果不佳，矫正进度不是很好，我和护士每次都会耐心和她沟通并告之饮食注意事项。姗姗妈妈对于较慢的进度表示担心，来诊所和我沟通，原来孩子在家并没有注意饮食，仍然喜欢吃自己爱吃的坚果，导致矫治器经常脱落，妈妈发现后及时制止，但总会争执一番，不欢而散。

缺乏沟通会导致叛逆，青春期孩子如果缺乏父母的关爱，会渐渐形成较为内向甚至是孤僻的性格，获取知识后会对事物有自己的看法，不愿意听从。青少年做牙齿矫正很多只是父母的意愿，因此父母需要耐心和孩子沟通牙齿矫正的好处，引导孩子主动接受并配合医生的治疗，必要时父母可以请医生和孩子沟通，共同努力完成矫正。

23. 成年人可以做牙齿矫正吗

很多成年人私下和我聊天时都在问我，年纪这么大，牙齿可以矫正吗？答案是肯定的。虽然成年人已经错过了牙齿矫正的最佳治疗期，但只要身体健康，无全身疾病，天然牙健康、牙槽骨足够等，即可进行正畸治疗。所以牙齿矫正跟年龄没有关系，只是成年人口内可能有一些有烤瓷牙、种植牙或者不该缺的牙齿，会给矫正增加一些难度，经医生诊断和相应处理，对于有些牙周炎和蛀牙的牙齿，消除症状和处于稳定期后也可以做牙齿矫正，矫正的时间会比青少年长一些。

24. 隐形矫正给我们带来了什么

有很多顾客来就诊告诉我以前在别处曾经做过矫正，现在复发了，面型或牙齿都不美观，很想再次矫正，但是由于已经成年和工作的原因，不愿再戴以前那种金属矫治器，希望通过一种相对美观的矫治器治疗。这时，隐形矫正就体现出价值了，那么隐形矫正对于顾客有哪些优点呢？

第一，这种矫治器完全隐形，不会让身边人察觉，在不知不觉中牙齿就整齐了。

第二，这种矫治器可以摘戴，对于容易蛀牙的人很方便，因为可以取出来正常刷牙。

第三，隐形矫正因为较少的复诊次数，同时没有金属牙套经常脱落和钢丝扎嘴巴的各种急症，让在外地患者的治疗成为可能。

第四，能在戴牙套前看到最终矫正的效果，对结果的预期更肯定，增加矫正信心。

第五，对于口腔内有烤瓷牙、种植牙等固定矫正很难粘上去的情况，隐形矫正因为是牙套包绕牙齿施力，可以轻松应对。

第六，两个月复诊一次，可以大量节约每次复诊时间（固定矫正往往4~6周复诊一次）。

八、矫正过程中要知道的知识

孩子刚戴上牙齿矫正器，父母需要知道孩子什么感受，有哪些注意事项，应该知道如何帮助和鼓励孩子顺利完成矫正，让他拥有自信的微笑。

1. 刚戴上矫治器感觉如何

孩子刚戴上固定矫治器后，异物感会明显，时间持续一周到一个月不等，需要一个适应的过程，在此期间会出现以下问题需要孩子和家长注意。

第一，发音不清。说话大舌头，一般通过练习，一周左右可以恢复。

第二，酸软胀痛。刚戴完矫治器两个小时后会有明显的感觉，一周左右可以恢复。每次复诊时可能会更换粗一点的弓丝，就会再次感觉酸软胀痛，但这种酸软胀痛的感觉会越来越轻。

第三，溃疡。脸颊没有适应矫治器，口内黏膜长时间和金属的摩擦，以及伸长的弓丝扎嘴巴会导致溃疡的产生，一般两周左右会自愈。

第四，厌食。因为酸软胀痛的原因，青少年早期会出现厌食导致饭量减少的现象，等适应了牙套以后便会恢复正常的饮食。

2. 戴上矫治器需要注意哪些

牙齿矫正是要使长在牙槽骨内的牙齿移动到正常的位置，这是一个漫长的治疗过程，一般恒牙期需要两年左右，疑难及特殊病例需要更长时间，需要孩子和家长理解和配合，同时注意几点。

第一，粘接固定矫治器一周以内及每次复诊加力后，因牙齿开始持续受力会有轻微酸软不适，属正常现象。

第二，不能有啃的动作。矫治器是用一种特殊的黏接器粘在牙齿表面，一般十分牢固，但是如果有啃的动作，比如啃苹果，突然的用力集中容易导致牙套脱落，家长可以把这些水果或者食物切成小块让孩子用后面大牙吃。

第三，刷牙方式的改变。因为有了金属矫治器后刷牙不容易，所以更应该注意口腔卫生，早、晚及进食后、复诊前必须刷，青少年在刷牙外侧牙齿的时候无法使用"贝氏刷牙法"，这个时候就需要用其他的刷牙方法来保持口腔卫生。

第四，饮食以质软煮熟为宜。刚戴上矫治器后牙齿受力会有酸软等不适，影响孩子食欲，同时牙齿移动过程中咬合位置会改变导致咀嚼受影响，需要家长在家准备质软和煮熟的食物，帮助孩子消化吸收。

第五，练习发音。有一部分孩子刚戴上矫治器后异物感明显，对说话等日常交际有一定影响，建议家长找一些书籍让孩子朗读练习发音，一般一周左右异物感会逐渐消失。

3. 矫正期间会影响饮食吗

牙齿固定矫正期间，除了不能有啃的动作，对饮食并无特殊要求，只是刚开始矫正会有些不适，饮食需要注意以下问题。

每次复诊后的两三天因为新换的弓丝加力牙齿会有不适，说话咀嚼时会感觉口腔有异物感，而且牙齿会酸软无力，甚至几乎无法咀嚼任何食物，大约两周以后，不适感会慢慢消失。因此刚戴上矫治器，不要马上尝试一般的食物，应该从流质和质软的食物开始，饮食上以面包、稀饭、面条等易咀嚼消化的食物为主，另外再补充牛奶和蔬菜果汁；有些人牙齿会对冷热敏感，所以尽量避免吃太冰或太烫的食物；少数人会有比较强烈的不适感，即使不吃东西也会有酸软感。

这段时间食欲会下降，家长不要强求孩子吃饭，当然也有些人甚至完全没有不舒服的感觉，可以正常饮食。刚带上矫治器因为口腔黏膜不适应矫治器，常常会发生溃疡破皮，不宜进食辛辣刺激食物，饮食尽量清淡以减轻刺激感；对于戴隐形牙套的青少年，注意不要吃容易染色的东西，比如咖喱和芒果，这些食物极易染色，而且不容易清洗干净，如果摘下牙套来吃，需要把牙套放在准备好的牙套盒里面，不要用纸巾包裹，这样很容易丢失。

4. 矫正期间如何刷牙呢

有些青少年对刷牙缺乏足够的重视，戴上矫治器后口腔更难清洁，如果没有及时去除各种食物残渣，牙齿容易脱矿，进而导致蛀牙，因此正畸期间口腔维护尤为重要。在牙齿矫正过程中，可以购买专用正畸牙刷。与一般的牙刷不同的是，这种牙刷中间的那排刷毛较短，因而形成一个凹槽，可以很好地贴合牙套，保证刷牙干净，刷外侧面牙齿时用正畸牙刷左右来回地刷矫治器，总共要分 3 个方向完成（见图 8 - 1）：

第一，平行放在矫正线上水平刷。

第二，45°角由上往下刷，再反过来由下往上刷。将牙刷转成45°角，由上往下放在矫治器与牙齿之间微微的震动，就可以利用刷毛的振动清理矫正器和牙齿之间的死角，接着再反过来，由下往上刷牙齿与矫正器之间。

第三，咬合面和内侧面可以用"贝氏刷牙法"，刷咬合面时就是让刷毛跟牙齿咬合面呈垂直状态来回刷就可以了，牙齿的内侧因为没有矫治器的干扰，所以可以选用"贝氏刷牙法"。

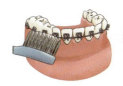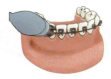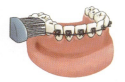

图 8 - 1　45°角来回刷牙

另外有一种工具是牙间刷，可以用来清洁矫正器周围牙刷刷不到的地方，使用时需放入矫正线（弓丝）下方与矫正器交界处，上下来回移动清洁矫正器和牙齿交界的地方（见图 8 - 2）。

如果牙齿之间依然有刷不到的地方，可以采用一种特殊的牙线清洁方法。方法就是牙线架上加牙线。牙线架的原理跟穿针引线的原理类似，用一段牙线穿过牙线架的洞，接着将牙线架穿过矫正线

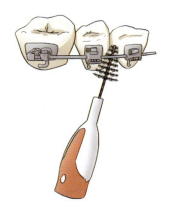

图 8 - 2　牙间刷可以有效去除
矫治器之间的残留物

下方的牙缝中，就可以将牙线带入牙缝中清洁（见图 8 - 3）。

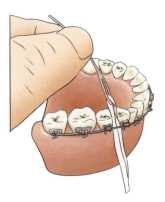

图 8 - 3　牙线架的使用方法

5. 牙齿矫正期间可以洁牙吗

正常情况下需要半年给牙齿做一次洁牙，可以有效去除牙菌斑和牙结石，牙齿矫正期间因为有矫治器，导致牙齿很难清洁，因此更需要及时洁牙。很多家长和青少年担心这种高频的震动会把牙套震下来，但洁牙的主要目标是清洁两颗牙齿之间的牙缝，去除牙结石，保证牙龈健康，只要尽量不去触碰矫治器，可以很好地避免因为震动而导致的牙套松动和脱落，因此矫正期间更应该及时和定期洁牙。

程医生的叮咛：

孩子带上固定矫治器后，刷牙比以前困难加倍，如果又没有养成很好的口腔护理习惯，牙齿矫正期间蛀牙的概率将大大增加。我在工作中经常遇见牙齿矫正的青少年由于口腔卫生不佳、药物或激素影响，导致牙龈红肿发炎，刷牙或吃饭时牙龈出血，个别情况不得不停止矫正。因此，我会在每次复诊时拆掉弓丝的间隙让孩子好好刷牙，另外牙齿矫正过程中半年定期洁牙也很有必要。

6. 定期复诊的重要性

杨杨是一年前来我这里进行矫正的顾客，有一天他突然出现在我面前，原来半年前突然转学，加上一贯的学习紧张，一直没有来复诊，现在突然赶来是因为口腔内很多金属牙套脱落，经常扎嘴巴，吃饭不方便。详细的口腔检查后发现多颗牙齿矫治器脱落，钢丝已经完全脱位，更让人担心的是牙齿已经往不好的方向移动，只有重新粘上脱落的矫治器后，把牙齿先拉到原来的位置再继续矫正，这无疑增加了牙齿矫正的时间和因为牙齿无谓的往返移动而导致潜在的牙齿松动的风险。

由于孩子学习紧张或路途遥远，加上家长没有经常关注，有时会出现很长一段时间没有及时复诊的情况，这种情况会延长矫正治疗的时间，增加治疗的难度。经学者研究，牙齿受力的弓丝一般起作用的时间是 4~6 周，到了时间需要及时更换另一种弓丝，如果没有定期更换，牙齿矫正效果将停滞。

7. 牙齿矫治器掉了怎么办

因为不小心吃到硬物导致矫治器脱落，首先家长和青少年不要惊慌，可以及时电话预约医生，重新粘上即可。如果没有及时的粘接矫治器，那颗牙齿就没有受力，会影响整个牙齿的矫正进度，同时家长在家的饮食上尽量避免给孩子吃硬物和需要啃的食物。

8. 钢丝扎嘴巴怎么办

每一次复诊，医生都有可能会更换弓丝，这是为了满足治疗的需要，保证牙齿一直持续受力，可是牙齿在排齐的过程中由拥挤变整齐时弓丝会变长，或者孩子有偏侧咀嚼习惯，或矫正的某一过程中只能用一侧咀嚼导致弓丝移动扎嘴巴长溃疡，影响孩子的学习和生活，这个时候家长可以电话预约时间，由医生来帮忙剪掉多余的弓丝即可。这种情况多见于刚做牙齿矫正的孩子，诊所会告知各种状况的处理方法，并提前预备一些保护蜡等各种状况的应急办法，家长也要在矫正过程中多关注孩子的日常表现。

9. 为什么要挂橡皮圈

在牙齿矫正的某一阶段，医生会建议孩子挂橡皮圈，主要是帮助牙齿整体移动，内收上颌或下颌牙齿，防止牙齿前突，调整牙齿的咬合关系……刚开始牙齿会有一种被拉紧的感觉，张嘴会感觉到阻力，一般一周就会适应。这种橡皮圈需要孩子每天在固定的时间自己更换，吃饭的时候建议摘下来避免误吞，每天保证佩戴 20 个小时，家长在家要监督和提醒孩子按时佩戴。

程医生的叮咛：

挂橡皮圈在牙齿矫正中属于常规操作，对于矫正的结果有很大的帮助，需要青少年自己佩戴，医生和家长无法监控全程，孩子往往觉得麻烦或不好看而经常"忘记挂"，因此孩子要有很好的配合度和自律性。

10. 如果矫治器的力量不够怎么办

牙齿矫正是一种力与力的较量，这就像拔河，如果想赢，就需要足够多的力量，如果力量不够就需要借助外力，最常见的方法就是种植支抗钉。种植支抗钉一般是指在牙槽骨上植入一个 0.8mm × 1.2mm 左右的金属钉，非常小巧，可以产生一种绝对的力量帮助医生把牙齿移动到理想的位置，钉子有自攻性，打完麻醉以后不需要切开，直接拧入即可，不出血，操作简单。考虑到青少年的颌骨还处在生长发育阶段，牙槽骨会有一定的变化，一般不主张打支抗钉，但对于生长发育已经停止或需要大幅度地移动牙齿位置改善面型时，种植支抗钉可以起到很好的帮助作用，矫正结束后取出即可。

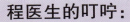

程医生的叮咛：

种植支抗钉虽然细小，但对医生植入技术要求很高，必须拍摄 X 光片或 CT 来精确判断植入的位置，以免碰到牙根，并且避开牙齿将要移动的位置。刚植入的支抗钉还没有完全长牢，避免吃辛辣刺激食物，早期可能出现溃疡或肿胀，一周左右会消失。

11. 为什么孩子的矫正效果不佳

家长每天观察孩子牙齿的变化，往往会有疑问，为何已经花了一大笔钱，可是孩子的矫正效果有限。这是因为家长或青少年每天都在观察，往往误以为效果不佳，这个时候需要拍一组现在的照片和矫正前的照片对比。另外还有一些因素会导致矫正效果不佳：第一，不良的口腔习惯。孩子如果有咬嘴唇、伸舌头、咬铅笔等不良习惯，会引起牙齿咬合问题，妨碍矫正治疗，家长应该在生活中多加留意有没有类似的情况，并协助孩子戒掉这些不良习惯。第二，孩子的配合度差。比如牙套经常掉没有及时粘接、没有按照医生约定的时间复诊、没有每天挂橡皮圈等这些因素会直接影响矫正的最终效果。家长需要细心观察孩子有无这些配合度不佳的行为，必要的时候电话咨询或约到诊所复诊。

12. 牙齿矫正过程中孩子转学怎么办

家长由于工作等突发原因需要更换城市甚至离开国内，孩子需要转学，如果无法按照要求定期复诊，矫正计划会受到影响，医生便无法保证治疗效果，有可能会中途结束治疗。医生会推荐孩子目的地的医生重新开始矫正，或者由家长寻找当地医生继续治疗，原来的看诊医生会把原始照片等资料整理给接诊医生做好交接。

程医生的叮咛：

　　家长决定给孩子做牙齿矫正时需要提前考虑到是否因工作或其他原因会有异动，牙齿矫正时间漫长，治疗期间最好由一位主治医生完成，如果近期的确会有至少两年以上的长时间异动，建议在当地找医生给孩子做治疗。医生对于中途由外院转来的矫正病例往往也会比较谨慎。

　　同样，对于由异地同行推荐来中途矫正的孩子或者外地的家长找到我想继续做矫正，我们会像接待初诊咨询矫正那样，询问孩子和家长的诉求，检查现有的牙齿状况，综合评估治疗风险和计划，如果确定可以继续治疗，考虑到医生之间使用的材料和方法不一样，会建议家长拆除原有矫治器，重新按照初诊给孩子接诊，并粘接新的矫治器开始治疗。

程医生的叮咛：

　　有些家长会不理解，拆除刚戴上的矫治器会花费额外的时间和费用，这是因为一旦医生决定给孩子重新做牙齿矫正，就需要对孩子最终的矫正效果负责任，牙齿矫正的材料和技术种类繁多，医生不了解的材料和技术会增加治疗的难度。当然，之前的牙齿矫正医生的正确治疗方式会对后续的矫正有明显的帮助。

九、矫正后要知道的知识

> 很多人都以为牙齿矫正结束后就万事大吉了，其实还有很重要的保持阶段，这能让牙齿在新的位置根深蒂固。因为保持器是活动的，所以需要孩子严格遵守佩戴时间。

1. 牙齿矫正完，可能只是成功了一大半

有很多成年人找我矫正，会告诉我年轻时曾做过矫正，后来因为各种原因导致了复发，这种情况很可惜。两年的牙齿矫正结束，家长和孩子如释重负，但绝不能掉以轻心，矫正期间有力量控制，一旦拆除牙套后牙齿会有还原的趋势，这就需要有过渡的方法，因此固定矫正结束以后，医生会立即给孩子取模做保持器。复发的原因有很多，主要就是没有很好地戴保持器，导致牙齿部分还原；另外未萌出的智齿会有一直向前生长的力量而容易导致牙齿再次拥挤，需要定期检查监控智齿生长情况，必要时可以考虑拔除。

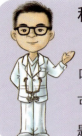

程医生的叮咛：

　　金属矫正是一种主动矫正，牙齿矫正期间永远在口内施力，一旦拆除后没有力量控制，就会有复发的可能，家长一定要监督孩子按时佩戴保持器，发现问题及时复诊。

2. 为什么要佩戴保持器

　　尽管影响矫正治疗长期效果的因素有很多，但去除矫治器后牙齿在新的位置上还不稳定，这是因为刚拆掉矫治器的牙齿会收到颌骨、咬合和肌肉等因素影响，牙齿容易移动，必须借助保持器保持新的牙齿位置，等待牙槽骨的改建。牙齿矫正后复发并不少见，这是医生遇到的比较棘手的问题。

　　牙齿矫正完成后还需要戴保持器的原因如下：第一，牙齿周围组织的改建尚未完成，改建一般需要 6 ~ 12 个月的时间；第二，肌肉的平衡改建尚未完成，牙齿周围的舌头、嘴唇以及面颊的肌肉需要一定的时间才能建立新的平衡；第三，咬合平衡未建立，必须通过一段时间的咀嚼自然咬合磨耗，才能使新的咬合尽快建立；第四，造成矫正的不良习惯未完全破除；第五，生长发育尚未完全停止；第六，第三磨牙也就是智齿萌出时由于空间不够会向前推压，可能引起复发。

　　因此对所有做过牙齿矫正的顾客来说，保持是一个非常重要的阶段，一般佩戴保持器的时间为 24 ~ 36 个月，分为三个阶段：第一，最初的半年保持器必需全天佩戴，每天至少佩戴 20 个小时，也就是除了吃饭和刷牙，其他时间都要佩戴，在吃饭时取出，注意放在保持器盒子里以免丢失，每半年复诊一次看看佩戴结果是否可靠（对于刚结束的病例，医生可能会根据难易程度要求是否 3 个月复诊一次）；第二，中间的 1~2 年时间保持器每天晚上戴，如果发现晚上佩戴后保持器较紧说明牙齿有移动倾向，需要适当增加白天佩戴时间；第三，最后半年到一年仅需要晚上间隔一天佩戴，这样循序渐进减少佩戴时间，最终实现不需要佩戴。但是保持器不能立刻丢失，建议长期保存，不定期佩戴，如果发现佩戴后牙齿有点紧则表明可能有移位的风险，需要再佩戴一段时间，必要时及时复诊。

程医生的叮咛：

很多人在矫正后完全放松下来，没有按时佩戴保持器，因为保持器可以随时摘戴，也因为漫长的固定矫正让大家突然解放而放松警惕。从牙齿矫正稳定的角度来看，保持比矫正还重要。

3. 如何选择保持器

保持器一般分为固定保持器和活动保持器。

固定保持器是指舌侧保持器，就是在牙齿的舌侧用一根很细的钢丝（见图 9-1），通过补牙的树脂材料固定在牙齿上面，它的优点是不会因为忘记或者偷懒没有戴保持器而发生牙齿移动的状况。但是这种固定式的保持期不容易清洁，容易引起色素沉淀形成牙结石，万一牙齿有树脂脱落没有察觉，依然有移位的风险，所以戴这种固定保持器需要更用心地做好日常口腔健康的维护及定期的复诊。

活动保持器分金属保持器（见图9-2）和透明保持器（见图9-3）两种，这两种保持器都可以自行佩戴，容易维持口腔卫生。这种保持器的缺点是容易遗失，很多人常常忘记在餐厅洗手台上。同时金属保持器会有美观上的影响。透明保持器因为硬度不够，佩戴一段时间后有折裂或磨损的风险，需要定期更换保持器。

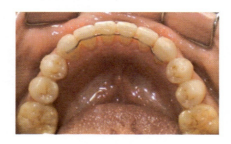

图9-1　舌侧保持器

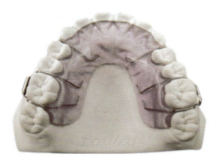

图9-2　金属保持器

20世纪90年代问世的Hawley金属保持器至今仍然被广泛使用，它用金属圈固定在后面的大牙上，两颗虎牙之间有一个较粗的金属丝。可不要小瞧这个金属丝，虽然不美观，但可以通过和牙齿舌侧的

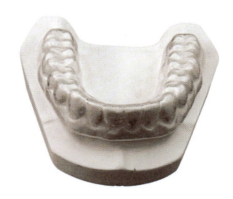

图 9-3　透明保持器

塑料板很好地保持牙齿位置不变，对于一些轻度的复发如牙齿不齐和有牙缝，可以通过给钢丝加力而及时调整好，因此也叫功能保持器。

透明保持器是由加热后成形的透明塑料膜在真空机器上抽压而成，这种材料透明、轻薄，可以紧密的贴合在牙齿上，因此受到大部分青少年和成年人的欢迎，但是因为透明保持器不耐磨，在口内佩戴期间很容易磨耗和开裂，更换频率比金属保持器更高一些。

程医生的叮咛：

对于某些严重错颌畸形的孩子或成年人，保持器需要终身佩戴。因此请家长务必配合医生嘱咐的佩戴时间，监督孩子按时佩戴保持器，太久没戴会出现戴不上的情况，又得花钱请医生重新制作一副，而且牙齿可能会明显移位，有时甚至得重新再矫正一次。

佩戴保持器要注意以下几点：第一，如果要拿下或者戴上保持器，请严格按照医生指示的方法佩戴，不可强行用力拉扯，以免损伤保持器导致破损或变形；第二，每次从口中取出保持器后，请妥善保管在收纳盒中，盒上最好写有自己的联系电话，以方便寻找；第三，请勿用纸巾或其他纸类包裹保持器，以免丢失；第四，保持器取下时，应用冷水冲洗干净，请不要用热水冲洗浸泡，以免变形；第五，定期复查时，请一并带着保持器，让医生检查保持器佩戴的状态，必要时可以加以调整；第六，若保持器不慎遗失或损坏，请立即与医生联络重新制作保持器，以免牙列变形。

4. 牙齿矫正后需要定期复查吗

牙齿矫正结束以后在保持期间，医生根据牙齿情况建议 3~6 个月复诊一次，原因如下：第一，可以评估矫正是否稳定有效，对于出现问题的牙齿可以及时地调整；第二，可以评估口腔卫生状况，刷牙是否认真仔细；第三，半年一次的复诊同时做洁牙，去除牙结石，防止蛀牙，保护牙周的健康。

程医生的叮咛：

很多人经过漫长的牙齿矫正后，在保持阶段很容易松懈，一是因为达到预想的目的后以为万事大吉了，二是因为保持器不像固定矫治器那样无法摘戴，每次外出吃饭时会取出，但会经常忘记及时佩戴，久而久之，未经保护的牙齿会有复发迹象。因此我建议一旦选择了牙齿矫正，要有终身复查的心理准备，如果发现牙齿有异常移动，需要马上电话预约医生检查。

5. 牙齿矫正后会复发吗

牙齿矫正有复发的可能性，复发后，医生会评估复发的程度，如果对健康和美观的影响相对较小，而且咬合比较稳定，可以暂时不做任何处理，定期观察即可。一般不戴保持器后牙齿会有轻微的复发，这种复发对牙齿的美观和功能没有太大影响，必要时再次佩戴保持器，也许可以通过保持器的力量再次排齐牙齿，因此保持器最好长期保存。但对于复发程度较大，家长或者青少年又对现有的牙齿不满意的，经过和医生充分的沟通，必要的时候可能需要二次矫正。

6. 11~16 岁的青少年最好的龋齿预防方法

第一，除了智齿，医生应该注意到 11~15 岁仍未萌出的任何恒牙，对可疑部位进行 X 片检查。

第二，抓住青春期生长发育活跃的黄金期，及时治疗各种错颌畸形，包括面型异常，引导生长改建，达到牙齿的健康、美观、稳定的和谐统一。

第三，由于性激素水平的变化，青春期的青少年牙龈对细菌等局部刺激的反应性增强，容易患牙龈炎和牙周炎等疾病，除了做好口腔卫生宣教，必要的时候半年洁牙一次。

参 考 文 献

［1］普若费特，费尔德，萨乌．当代口腔正畸学［M］．王林，译．5 版．北京：人民军医出版社，2015．

［2］LEE W GRABER，ROBERT L VANARSDAL L JR，KATHERINE W L VIG. 口腔正畸学现代原理与技术（原著第 5 版）［M］．丁寅，金柞林，冯雪，邵金陵，译．西安：世界图书出版社，2014．

［3］傅民魁，林久祥．口腔正畸学［M］．2 版．北京：北京大学医学出版社，2014．

［4］傅民魁．口腔正畸专科教程［M］．3 版．北京：人民卫生出版社，2007．

［5］史真．口面肌功能治疗临床诊疗手册［M］．1 版．北京：人民卫生出版社，2016．

［6］葛立宏．儿童口腔医学［M］．4 版．北京：人民卫生出版社，2013．